웃을수록 건강해지고 웃는 만큼 오래 사는

하하하 웃음 건강법

웃을수록 건강해지고 웃는 만큼 오래 사는 ●

하하하
웃음 건강법

의학박사 노보리 미키오 지음 | 배성권 옮김

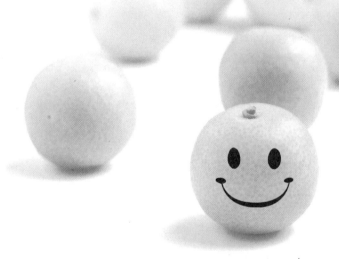

///// 태웅출판사

웃을수록 건강해지고 웃는 만큼 오래 사는

하하하 웃음 건강법

2009년 2월 5일 초판 1쇄 인쇄
2009년 2월 10일 초판 1쇄 발행

지은이 / 노보리 미키오[昇幹夫]
옮긴이 / 배성권
펴낸이 / 조종덕
펴낸곳 / 태웅출판사

135 - 821 서울 강남구 논현동 113 - 3 태웅 B/D
전화 / 515 - 9858~9, 팩스 / 515 - 1950
등록번호 / 제 2 - 579호
등록일자 / 1988. 5. 26

ISBN 978-89-7209-202-5 03510

한국어판 서문

이번에 필자는 큰 행운을 맞이해서 배성권 선생 덕분으로 졸저
『하하하 웃음 건강법』을 한국어로 번역 출간하게 되었습니다. 따라서
필자로서는 매우 기쁘게 생각하며 번역해 주신 배성권 선생께 깊은
감사의 말씀을 드립니다.

필자가 이 책에서 말씀드리고자 하는 것은, 생활 습관병의 대표적
인 질병인 암癌은, 지나치게 분발하거나 과로하며 무리하는 데서 문제
가 생기는 것이며, 한계를 넘어서 과격하게 활동하는 데 대하여 신체
가 경고를 발하는 것이, 암을 유발하게 된다는 사실입니다.

또한 이런 라이프스타일을 개선하고 식생활을 고치며 마음가짐을
바꾸었더니 이렇게 건강해진 분들이 있다는 것을 널리 알리고 싶은
심정에서 이 책을 쓰게 되었습니다.

문명의 이기利器는 과로사過勞死를 일으키는 요인들로 가득 차 있
습니다. 그러므로 암이 되는가, 아닌가의 차이는 내일 할 수 있는 일은
내일로 미루는 것이 좋을 것이라는 점입니다.

이제까지 암의 원인은 만성적으로 발암 물질을 계속 섭취하거나,
예를 들면 타르를 가지고 있는 담배나 식품 첨가물, 다량의 식염, 방사
선이나 자외선, 전자파 같은 것들이 원인이라고 생각해 왔습니다.

그러나 암세포는 매일 밤 리뉴얼renewal되는 체세포의 불량품으로 서, 이것을 처리하는 면역 세포의 힘이 연령의 증가, 혹은 만성 수면 부족이나 격무, 과로 등으로 저하하는 것이 암이 증가하는 요인이라 는 것을 알게 되었습니다.

노쇠사老衰死라고 단정했던 분도 해부해 보면 그 중 8할에서 암이 발견된다고 합니다. 이것은 암이 죽음에 이르는 병이 아니고, 암세포 를 처리하는 NK 세포라고 하는 임파구가 건강하면 암과의 공생共生이 가능하다는 것도 알게 되었습니다.

간명하게 말하면 NK 세포를 건강하게 만드는 것은 웃음이라는 것 입니다. 이것은 이미 1991년의 실험에 의해서 증명이 되었습니다.

그러나 NK 세포를 활성화하는 방법은 이 웃음뿐이 아니라 우는 일, 화장을 하는 일, 남의 이야기를 들어 주는 일[傾聽]등이 있으며, 또 여럿이 함께 노래하는 것, 충분한 수면을 취하는 것, 몸을 차게 굴리지 않는 것 등 이런 여러 가지 요인이 있다는 것도 알게 되었습니다.

요는 만인에게 다 꼭 맞는 건강법은 없다는 것이며 그 방법이 자기 에게 맞는가 안 맞는가, 혹은 기분이 좋은가 아닌가 등이 열쇠가 된다 는 것도 알게 되었습니다.

　필자는 암 환자 분들과 몽블랑·후지산 등산, 그리고 말기 암 환자 백 명이 암 투병자 천 명에게 그 투병 체험을 말해 주는 세계 최초의 '제1회 천백 인 집회'에도 참여하여 암과의 투병 비결, 그리고 건강하게 장수하는 비법을 찾아내어 이 책에 정리했습니다.

　그것을 이번에 일본과 마찬가지로 격무나 과로에 시달리는 많은 한국의 여러분에게도 소개할 수 있게 된 것을 과분한 기쁨이라고 생각합니다.

　한국, 일본 등 국경을 넘어서 '건강하게 장수하는 삶'의 바람은 인류 공통의 비원이기도 합니다. 이 책이 건강하게 장수하는 비결을 전수하는 역할을 해낼 수 있게 되기를 기원하면서 경애하는 한국인 독자 여러분에게 드리는 인사 말씀으로 대신합니다. 감사합니다.

의학박사 노보리 미키오[昇幹夫]

차 례

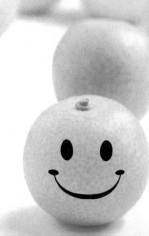

제9장 음식을 바꾸면 인생이 바뀐다!

제10장 일상생활에 응용법

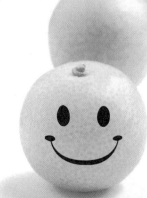

프롤로그

사람은 왜 웃는가? 많은 사람들이 생각해 왔습니다. 그러다가 마침내 알았습니다. 영리해졌기 때문에 웃을 수 있게 된 것입니다. 또 사람은 영리하기 때문에 괴로워하는 것입니다. 영리하기 때문에 내일의 걱정을 하는 것입니다. 연금에 대해서, 장래의 건강에 대해서. 인간은 놓아두면 모두가 걱정거리입니다. 영리하기 때문에 쓸데없는 걱정을 하는 것입니다. 개나 고양이가 내일을 걱정합니까? 동물은 걱정하지 않습니다. 걱정하는 것은 인간뿐입니다. 동시에 동물은 웃는 일도 없습니다. 괴로워 번민하는 것과 웃는 일은 먹으면 배설하는 것과 같은 정도로 세트set인 것입니다.

그럼에도 불구하고 괴로워할 대로 괴로워하고 또 웃지 않으면 살아갈 수가 없습니다. 떨어질 만큼 떨어지면 다음은 웃을 수밖에 도리가 없다고 합니다. 우는 것이 아닙니다. 웃는 것입니다. '그럼에도 불구하고 웃는다'는 것입니다. 경기가 좋을 때 웃는 것은 당연한 일, 경기가 나쁠 때야말로 '그럼에도 불구하고 웃는다'는 정신이 중요합니다. 식은땀을 흘리면서 계속하는 것은 강한 의지가 필요합니다.

1991년에 오사카[大阪]의 요시모토[吉本] 흥업이 경영하는 '난바 그랜드 카게츠(희극과 만담 등을 공연하는 웃음의 전당)'에서 암 투병자 열아

홉 분에게 요시모토 신 희극을 보이고 세 시간 동안 크게 웃는 시간을 가졌습니다. 그 전후에 암세포를 잡아 죽이는 임파구의 활성活性을 조사했더니, 크게 개선되었음을 보였습니다. 이 연구는 1992년에 삿포로[札幌]에서 개최된 일본 심신 의학회에서 최우수 논문으로 선정되었습니다. 이것은 1987년에 암 환자 7명을 유럽의 최고봉 몽블랑(4,807m)에 데리고 간 오카야마[岡山]의 이타미 지로[伊丹仁朗] 선생과 함께 한 실험으로서, 그것은 당시 매스컴에 널리 소개되어, 그 뒤로 요시모토 흥업은 '우리들은 건강 산업이다'라고 자처하게까지 되었습니다. 웃음의 건강 증진 효과가 인정된 일본 최초의 위업이었습니다.

그리고 그때 활성화된 것이, 암세포를 직접 해치우는 내추럴 킬러 세포NK 細胞라고 하는 임파구로서, 그 이름과 같이 '천연 살균 청부업자'입니다. 이것도 현재는 널리 알려지게 되었습니다. 그 중에는 '난바 카게츠에서 한 실험이니까 난바 카게츠 세포로서 이것을 NK 세포라고 한다.'라고 잘못 생각하고 있는 사람도 있을 정도로 유명하게 되었습니다. 그 이래로 닛폰의대에서는 류머티즘 환자에게 만담을 듣게 해서 통증이 반절 이하로 줄었다든가, 쓰쿠바[筑波]대학에서는 당뇨병 환자에게 재담을 들려주었더니 혈당치가 내려갔다(2003년 1월)는 등 여러 가지 실험이 행해져서 더욱더 웃음은 건강에 좋다는 증거 evidence가 눈에 띄게 되었습니다. 현재는 '증거에 근거한 치료 evidence based medicine'라고 해서, 약이든 처치법이든 근거를 제시하지 않으면 과학적이 아니라고 해서, 종래의 치료가 재검토되고 있습니다. 그런 와중에서 '웃음이 건강에 좋다'는 것에 대한 과학적 데이터가 많이 나오게 된 것입니다. 결코 '웃을 일'이 아닌 사태가 발생한 것입니다.

나는 고교 졸업 30주년 동창회에 참석해서 동기생 200명 중 8명이 죽었다는 사실을 알았는데, 그 중 네 사람이 의사라고 하는 사실에 쇼크를 받고, 50대는 생활 방법을 바꾸자는 결심을 했습니다. 그리고 1997년에는 15명의 암 투병자 여러분과 몽블랑 산록 트레킹trekking, 2000년 8월에는 '미일 합동 암 극복 후지[富士] 산 등반(암 환자 200명)'에도 참가했습니다. 또 2003년에는 세계에서 처음으로 말기 암으로부터 생환한 124명의 암 환자가 그 체험을 발표하는 '제1회 천백 인 집회'에도 참가해서, 암은 과로사 직전의 일하는 생활 방법을 고치라고 하는 메시지라는 것을 확실하게 깨닫게 되었습니다. 그리고 생활 습관병의 대표인 암도 그 원인인 지나친 분발, 스트레스, 과로, 혼란스런 식사, 마음가짐을 바꾸면 훌륭히 평화 공존할 수 있다는 것을 알게 되었습니다. 또 1991년에는 웃음이 면역력을 올린다고 하는 요시모토 실험에도 참가해서, 그 효용을 더욱 넓히기 위하여 '일본 웃음 학회'의 건강 법사로서 진료를 하는 한편, 전국 행각을 한 지 10년째가 됩니다. 연간 100명 가까운 출산을 돕고 있으며, 지금까지 1,600회 정도의 강연을 하고 있으므로 원기 있게 오래 사는, 팔팔한 젊음의 비법을 요시모토 풍으로 해설해 보려고 합니다.

제1장

하 하 하 웃 음 건 강 법

웃음으로
병이 낫는다!?

만담으로 당뇨병이 좋아졌다!
웃음의 경락經絡은 사람에 따라 다르다
행복 유전자 이야기
류머티즘도 만담으로 좋아졌다!
신 희극을 보니 암세포 죽이는 면역력 상승!
만담으로 웃고 스트레스 저하
웃음으로 아토피 개선
웃으면 뇌는 어떻게 되는가?
임신부에게 만담을 듣게 하면

만담으로 당뇨병 이 좋아졌다

●●● 2003년 1월, 일본 웃음 학회 회원의 한 사람으로서 쓰쿠바대학 명예 교수인 무라카미 가즈오[村上和雄] 선생은 쓰쿠바대학과 오사카의 요시모토 흥업과의 협찬으로 전대미문의 예측할 수 없는 실험을 해주셨습니다. 25명의 당뇨병 환자에게 500㎈의 초밥을 먹게 하고, 대학의 선생에게 당뇨병에 대한 강의를 45분간 해주게 하고 두 시간 후의 혈당치를 측정했더니 평균 123㎎/dl이었습니다. 다음날 또 같은 500㎈의 초밥을 먹게 하고, 이번에는 쓰쿠바홀에 일반 시민 천 명과 섞여서 오사카의 유명한 만담가 B&B의 두 사람에게 한 시간 동안이나 열연을 하도록 했습니다.

무라카미 선생은 그때 출연자인 두 사람에게, "이번 실험은 세계적으로 매우 중요한 실험이 될지도 모른다오."라고 귓속말을 했습니다. 그 말을 들은 두 사람은 크게 힘이 솟구쳤습니다. 과연 프로였습니다. 관객의 반응에 맞추어서 점점 버전 업version up해 가다가 최후에는 대폭소로 45분간이 지났습니다. 그 후의 혈당치 검사에서는 대체로 평균해서 77mg/dl이었습니다. 만담을 듣기 전에 비해서 무려 46 mg/dl이나 내려간 것입니다. 이것은 전문가의 예상을 크게 상회하는 결과였습니다.

혈당치의 측정은, 지금은 환자 자신이 손가락 끝에 침을 찌르면 그 자리에서 바로 결과를 알게 됩니다. 환자 자신이 '내려갔다. 내려갔다!' 하고 큰 소동이 났습니다. 그리고 많이 웃는 사람일수록 더 많이 내려갔다는 것도 알게 되었습니다.

그 결과를 바로 영어 논문으로 작성해서 미국의 당뇨병 전문지 『당뇨병 치료Diabetes care』에 투고했더니, 그 어려운 심사를 한 번에 통과해서 게재되고, 또 그것을 본 로이터통신이 온 세상에 전달했습니다.

지금까지는, 당뇨병에는 식사 제한이나 운동 같은 힘든 일만 지시하지 않으면 안 되었습니다. 그런데 이제부터는 더더욱 웃음이 넘치는 생활을 하십시오. 그러면 당뇨병도 이렇게 좋아진다고 하는 것을, 엄밀한 실험에 의해서 말할 수 있게 된 것입니다. 쓰쿠바대학에서는 그 후가 큰일이었습니다. 일본 전국의 당뇨병 환자들로부터 문의가 쏟아진 것입니다. "B&B라는 약은 어디서 판매하고 있습니까?" 라고.

그러면 어디가 어떻게 되어서 웃음이 혈당치를 내리는 것일까? 몸의 컨디션이 좋아진다고 하는 것은, 즐거운 기분이, 좋은 상태가 되는 유전자의 스위치를 온on으로 하는 것이 아닌가 하고 무라카미 선생은 생각했습니다.

체내에 있는 대략 3만 2천 개의 유전자는 생명 유지에 필요한 호르몬이나 효소를 만들어 내는 사령탑 역할을 하고 있습니다. 호르몬이나 효소가 만들어질 때 메신저 RNA라는 물질이 유전자의 정보를 복사하여 그것을 단백질의 공장인 리보솜에 옮기고, 유전자의 지령대로 호르몬이나 효소가 만들어집니다. 웃는다는 자극이 뇌 속에 생기면 특정한 유전자의 스위치가 들어가 움직임이 활발해진다고 무라카미 선생은 생각했습니다. "웃음으로써 어떤 유전자가 움직이는가?" 변화된 유전자를 찾기 위해 쓰쿠바대학의 '마음과 유전자 연구회'에서는 DNA 팁이라는 해석 기술을 써서 모든 유전자를 조사했습니다. 그 결과 새 단백질을 만들기 위해 필요한 64개의 유전자 스위치가 켜진 것을 알게 되었습니다. 호르몬을 만드는 공장, 리보솜에 관한 유전자가 켜져 신진대사를 활발하게 했습니다. 헤모글로빈(혈색소)에 관한 유전자가 켜져 산소가 몸 안에 고루 퍼지고 생기 넘치는 생활을 할 수 있게 되었습니다.

웃음의 경락經絡은 사람에 따라 다르다

●●● 나라[奈良] 현의 덴리요로즈[天理一體] 상담소 병원에서는 2년도 더 전부터 당뇨병 전문 외래부에서 웃음 비디오를 진료의 한 방법으로 쓰고 있는데 70%의 환자에게서 좋은 효과가 나왔습니다. 70%의 효과가 있는 약은 특효약이라고 하는데 왜 100%가 되지 않을까요.

일본 웃음 학회에서 어느 영화감독에게 이런 말을 들었습니다.

"눈물 나는 영화를 만들기 쉽다는 것은, 여러분을 울리는 것은 한 가지뿐이기 때문이다. 그런데 코미디는 어렵다. 아내 쪽은 폭소를 하고 있는데 남편은 전혀 웃지 않는다. 그럴 뿐 아니라 '이런 하찮은 것을 가지고 잘도 웃는다.' 라고 빈정대기까지 한다."

같은 일로 웃을 수 있다는 것은 감성이 비슷하다는 것입니다. 이제부터 결혼이라도 할까 생각하는 여성에게 충고 한마디! 데이트할 때에 주점이나 다방에 가지 말고 극장에 가 보십시오. 그곳에서 당신만 웃고 상대가 웃지 않으면 어떨까요? 그런 사람과 몇 십 년이나 같이 살 수 있을까요? 그것을 알 수 있는 곳이 극장입니다. 극장의 새로운 활용법이 되겠지요.

　이것은 무엇을 재미있게 생각하는가는 사람에 따라 다르기 때문입니다. 그래서 100명을 다 웃길 수는 없으며, 그런 폭소 비디오는 못 만드는 것입니다.

행복 유전자
이야기

●●● 이 웃음 실험으로 알게 된 것은 병을 낫게 하는 건강 유전자인데 보통 사람이 보다 건강하게 살 수 있는 행복 유전자에 대하여 덴리요로즈 상담소 병원의 내분비 내과 부장인 이시이 킨[石井均] 선생은 이전 일화를 들려주었습니다. 당뇨병 같은 생활 습관병의 환자로서 중요한 것은 병원이나 약으로 고쳐 주는 게 아니고 스스로 고친다, 즉 좋은 생활 습관을 갖는다는 '자기 관리=셀프케어' 가 중요한데, 이것이 많은 사람에게 어렵기는 하지만 그러나 알고는 있으면서도 고칠 수 없다고 생각했던 환자가 돌연 셀프케어를 적극적으로 시작하는 경우가 있습니다. 이것은 '사물을 긍정적으로 생각한다.' 는 유전자가 움직이게 된 것이라고 이시이 부장은 보았습니다.

어떤 33세의 남자는 세 살 때 당뇨병이 발병하여 어려서부터 셀프케어를 지도받아서 계속해 왔는데, 10대가 되어, "왜 나만 라면을 먹을 수 없을까?" 하고 자포자기도 하고, 운동을 중단하기도 했습니다. 그때마다 가족들로부터, "왜 말을 안 듣는가?" 하고 꾸지람을 듣고 결국은, "어차피 나는 안 낫는다. 치료를 하나마나 같다. 왜 세 살 때 죽게 놔두지 않았나." 라고 하며 마음의 문을 닫고 모든 셀프케어를 포기해 버렸습니다.

그는 '왜 나만이'라는 고독감에 시달리고 있었으므로 이시이 부장은 그를 입원시키고 카운슬링을 중심으로 그의 생각을 모두 말하게 하였습니다. 그랬더니 7일째 되는 날 그는, "우무나 곤약 같은 칼로리가 적은 것을 먹어 볼까?" 하므로 선생은 그 제안을 칭찬하며, "힘내라."가 아니라, "힘쓰고 있구나." 하며 그가 고생을 하면서도 어떻게든 해보려는 노력을 칭찬했던 것입니다. 그랬더니 그는 스스로 식사 관리를 시작하여 1주일 후에는 인슐린 주사도 시작했습니다. 그리고 1개월 후에는 스스로 혈당치 측정도 하게 되었던 것입니다.

이시이 선생은, "감정의 유전자 시스템 그 자체가 변하지 않으면 이렇게 단시간 내에 생각이 180도로 호전될 이가 없다."고 했습니다. 중요한 것은 스스로 전향적으로 살고자 하는 생각을 가지고, 그것이 주위에서 평가되어, 그는 자기 일을 진심으로 생각해 주는 사람이 있다는 것을 확신함으로써, '나 혼자가 아니다.' 라는 행복감을 가질 때 행복 유전자가 눈뜬 것이 아닌가 하는, 이시이 선생의 말이 있었습니다.

류머티즘도
만담으로
좋아졌다

●●● 1995년 3월 닛폰의대 류머티즘과의 요시노 마키이치[吉野槇一] 교수는 병원의 방 하나에 홍백의 현수막과 금색 병풍으로 대중 공연 무대를 만들고 만담가인 하야시케 모쿠히사쿠라[林家木久藏] 사범[師匠]을 초청하여 수족의 관절이 변형되고 언제나 진통제를 가지고 다닌다는 중증 류머티즘 여성 환자 26명에게 만담을 한 시간 듣게 하였습니다. 아시다시피 만성 관절 류머티즘이라는 병은 3천 년이나 예부터 있어 온 어려운 병으로 기분이 좋을 때는 통증이 덜하고 기분이 나쁠 때는 통증이 심한 특징이 있습니다. 그리고 류머티즘인 사람은 환자 중에서도 가장 성실하고 가장 웃지 않는 것이 특징이라고도 합니다. 그 병으로 30년 이상이나 시달리고 있는 이분들에게 요시노 선생은 한 번 만담을 들어 보도록 하고 웃은 후에 통증이 어떠한지, 혈액

의 데이터는 어떻게 되는지를 조사하는 실험을 생각해 본 것입니다.

환자들의 평균 연령은 57.7세. 어느 환자도 병력病歷은 길고, 짧은 사람이라도 발병하고 6년, 긴 사람은 36년이나 이 병을 앓고 있었습니다. 그리고 전원이 수족 관절이 변형되어 중증도重症度는 중간 내지 심한 것으로 인정되는 사람들뿐이었습니다. 그러므로 모두 진통제나 스테로이드제 등을 사용하고 있었습니다. 신뢰되는 실험으로는 이중 맹검법二重盲檢法이라 하여 비교를 위해서 환자가 아닌 유사한 연령층 사람들도 같은 수만큼 실험에 참가하도록 했습니다. 이번에는 평균 연령 51.1세의 건강한 여성 31명에게도 실험에 참가하도록 하였습니다. 만담을 듣기 전후에 혈액을 채취하고 염증 정도를 나타내는 물질로 면역에도 관계되는 생리 활성 물질 '인터류킨-6(Interleukin-6, IL-6)'이 만담 후에는 26명 중 22명이 현저하게 감소된 것을 알았습니다. 건강한 사람의 열 배 이상이었는데 정상치가 된 환자도 있었습니다.

류머티즘이 악화하면 상승하는 감마 인터페론도 어떤 그룹에서나 감소했습니다. 이런 효과는 류머티즘의 치료약, 부신 피질 호르몬(스테로이드)을 대량으로 쓰지 않으면 안 일어납니다. 그것이 어떻게 한 시간 웃는 것만으로 개선된 것입니다. 또 IL-6은 어떤 때에 내려가는 가를 더욱 연구한 결과 전신 마취를 걸었을 때도 내려간다는 것을 알았습니다. 즉 크게 웃는다는 것은 전신 마취를 하는 것과 같은 효과가 있다는 것입니다. 임상 검사 기록만이 아니고 만담을 듣는 전후의 기분 차이도 검사했습니다. 페이스 스케일face scale이라 해서 크게 웃는 얼굴을 1, 슬프게 우는 얼굴을 20, 보통 때 얼굴이 10이 되는 20가지 얼굴이 있는 그림을 보이고 만담을 듣기 전후에서 자기의 기분이 어느 정도인가를 기입하게 합니다. 어느 그룹에서도 기분이 확실하게 좋아졌습니다. 물론 통증은 전원이 가벼워지고 그로부터 3주간이나 진통제가 필요 없었다고 하는 환자까지 나왔습니다.

요시노 교수는, "한 시간으로 이만큼 효과가 있고 부작용이 없는 약은 없다. 의사는 약으로만이 아니고 정신면에서의 지원support도 필요하다는 것을 통감하였다." 며 예상을 웃도는 효과에 놀랐습니다. '병은 마음에서'라는 옛말을 뒷받침하는 것과 같은 결과로서, '정신 신경 면역학'이 말하는 대로 참으로 그것들이 체내에서는 밀접하게 이어져 있다는 것이 판명된 것입니다. 환자로부터도, "내가 생각해도 이렇게 소리를 내어 웃어 본 것은 참으로 오랜만이고 매일 웃을 수 있으면 얼마나 좋을까. 오늘은 정말 고마웠습니다." 라는 감상이 보내져 왔습니다.

요시노 교수도 류머티즘 환자에게는 약물 요법이나 신경 계통 치료만이 아니라 우물쭈물하지 말고 밝게, 전향적 긍정적으로 생활하는 태도를 몸에 붙이도록 지도하는 것이 약의 효과를 배증시킨다고 말합니다. 또 만담가의 말도 들어 보았습니다.

"어떻게 이렇게 효과가 있을까요?"

"역시 내 이름이 좋았지요. 하야시케 유우코우[林家有效]는 이름이니까." 라며 웃었습니다.

그리고 이 실험도 바로 미국 류머티즘 전문 잡지 『Journal of Rheumatology』 23권 4호(1996년)에 게재되었습니다(사진 1).

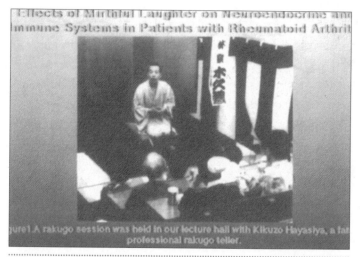

사진1. 미국 류머티즘 전문 잡지에 게재된 만담가 모쿠히사시쿠라의 공연 장면

●●● 1991년 오사카 그랜드 극장에서 20세에서 62세까지의 암 환자를 포함한 19명의 환자가 만재나 만담이나 희극을 세 시간 보며 웃고, 그 전후에 혈압 중의 임파구로 암세포에 직접 공격을 가하는 내추럴 킬러 세포(NK 세포)의 활성도나 면역 시스템의 균형력(CD 4/8 비)을 조사했습니다. 우선 NK 세포의 활성도인데 직전치直前値가 기준치 내의 사람과 기준치 이하의 사람이 각각 5명, 처음부터 높았던 사람이 8명이었습니다(그림 1). 측정 못한 사람이 한 사람 있었기 때문에 기록 총수는 18명입니다. 처음부터 낮은 사람과 기준치 내의 사람이 모두 다 함께 상승했습니다. 면역력이 낮으면 감염 등에 걸리기 쉽고 너무 높으면 알레르기 등의 반응을 일으키기 쉽기 때문에 높은 쪽이 좋다고 할 수는 없고 역시 기준치 내에 있는 것이 바람직한 것입니다.

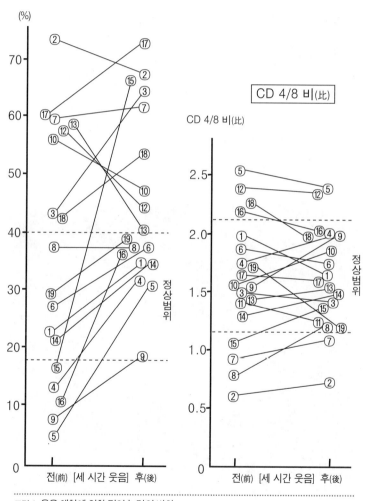

그림 1. 웃음 체험에 의한 면역 능력의 변화

처음부터 높은 사람 8명 중 크게 웃고서 더욱 상승한 사람이 4명, 하강한 사람이 4명이라는 결과였습니다. 임파구에는 CD라는 넘버로 움직임에 의해 번호가 정해져 있습니다. CD 4는 차의 기동 장치, CD 8은 차의 브레이크 역할로서 면역 시스템의 균형력이라는 것은 CD 4와 CD 8의 비율로 이것이 지나치게 낮으면 암에 대항하는 저항력이 약하고 너무 높으면 자기 자신의 몸을 파괴하는 병(류머티즘, 교원병 등)이 걸리기 쉽다는 것입니다. 이 면역 시스템의 균형력을 보면 기준치보다 너무 낮은 사람은 높고, 너무 높은 사람은 기준치 방향으로 낮아진다는 놀라운 결과였습니다.

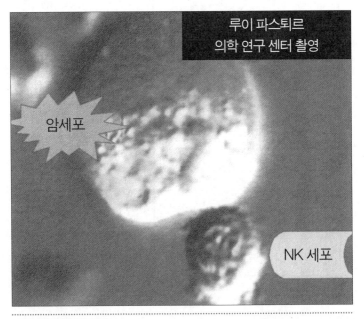

사진 2. NK 세포와 암세포

사람의 체내에서는 매일 약 5천 개의 암세포가 발생하고 있다고 합니다. 그것이 전부 나타나면 어떻게 되겠습니까? 이렇게 오래 못살 지요. 그것을 매일 없애 주는 무기를 가지고 있으니까 우리들은 아무 일도 없는 것입니다. 그 하나가 NK 세포입니다. 그 수는 놀랍게도 50억 개라고 하며 그것이 매일 발생하는 암세포를 없애 주고 있습니다. 〈사진 2〉는 NK 세포가 암세포를 덥석 물어 버린 것으로 교토의 '루이 파스퇴르 의학 연구 센터'에서 촬영한 사진입니다. 요시모토 대실험 을 같이 한 오카야마[岡山]의 이타미 지로[伊丹仁朗] 선생한테서 빌린 것입니다. 겨우 5분간 웃는 것으로 NK 세포는 활성화됩니다. 한편 주 사에 의한 활성화는 3일이나 걸린다고 합니다.

그런데 면역력은 나이와 더불어 퇴화하여 20세를 100으로 하면 40세에는 그 반, 60세에는 40세의 반이라고 할 정도로 저하됩니다. 그래 서 나이를 먹으면 암이 잘 걸린다는 것입니다. 노화와 암화는 같은 길을 간다고 해야겠지요. 그러므로 NK 세포를 활성화시키면 건강하게 장수하고 암에도 안 걸리게 되는 것이지요. 파안 일소破顏—笑는 파암 일소破癌—笑이기도 합니다. 반대로 우울 상태가 되면 NK 세포의 활성이 저하됩니다. 한신[阪神] 대지진 후 고베[神戶]에서 재해를 당한 사 람들의 NK 세포의 활성이 많이 떨어졌고 그 후 1년 지나서도 저하된 대로라는 보고도 있었습니다. 다행히 3년 후의 데이터에서는 본래대로 돌아갔다고 합니다.

만담으로 웃고 스트레스 저하

●●● 오사카[大阪] 부립 건강 과학 센터에서는 2002년부터 건강 만담 도장을 열고 만담을 듣기 전과 후에 타액 중의 스트레스 호르몬인 코르티솔cortisol과 크로모그래닌 Achromogranin A의 변화를 조사했습니다. 남녀별로 보면 여성 쪽이, 또 평소에 자주 만담을 듣는 사람이나 언제나 소리를 내고 웃는 사람 쪽이 보다 내려가 있었습니다 (그림2).

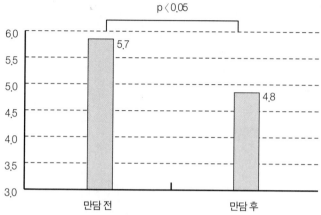

만담 감상의 웃음에 의해서 코르티솔 수치가 저하한 실험 데이터

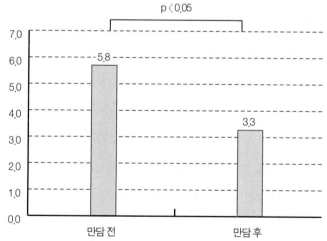

만담 감상의 웃음에 의해서 크로모그래닌 A 수치가 저하한 실험 데이터

그림 2. 『오사카 부립 건강 과학 센터 연보(2003년도)』에서 그림

웃음으로
아토피 개선

●●● 오사카 부 모리구치 케이닌카이[守口敬任會] 병원의 기마타 하지메[木俣肇] 알레르기과 부장은 아토피성 피부염으로 웃음의 효과 실험을 했습니다. 아토피성 피부염 환자를 A군과 B군으로 나누어 알레르기 반응을 보았습니다. 프릭 테스트prick test라고, 피부에 알레르기의 원인이 되는 물질―예컨대 집 먼지house dust, 계란, 우유 등―을 발라서 그것이 어떻게 변화하는가를 비교합니다. 그리고 A군에게는 코미디 영화를 보이고 B군에게는 일기 예보를 보였습니다. 그 결과 A군 쪽이 분명히 알레르기 반응이 약해지는 것입니다. 실제로 가려움도 감소하는 경향이 있었습니다(그림 3).

코미디 영화 관람에 의한 알레르기 반응의 실험 데이터

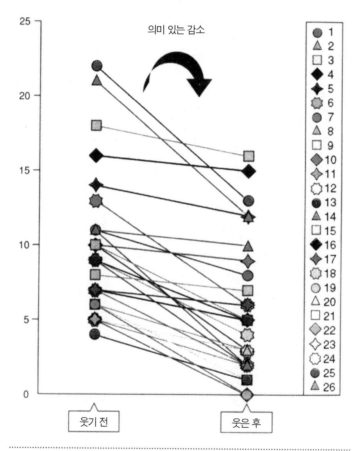

그림 3. 『알레르겐(allergen)이 유도된 두드러기 반응들에 대한 유머의 효과(기마타 하지메)』에서 그림

또 젖을 먹이는 어머니의 웃음이, 진드기 알레르기가 있는 유아에게 미치는 영향에 대해서도 조사했습니다. 모유 속에는 렙틴leptin이라는 알레르기 반응 억제 물질이 있습니다. 수유 중에 만담을 듣고 웃은 어머니의 모유 중에는 렙틴이 증가하여 그 아이의 진드기 알레르기 반응이 가벼워졌습니다. 우유를 먹일 때도 웃으면서 먹이면 같은 결과가 나왔습니다. 이전 실험 결과에서 기마타 선생은 웃음에는 알레르기 반응을 억제하는 힘이 있고 부신 피질 호르몬(스테로이드)을 쓰지 않는 치료에 웃음 요법을 쓰면 이와 같이 개선된다는 많은 사례를 미국의 의학 잡지에 발표한 결과 '워싱턴 포스트' 라는 유명한 신문에도 게재되었습니다(2001년 2월 20일자).

웃으면 뇌는 어떻게 되는가?

●●●● '의사도 할 수 있는 만담가'라고 하는, 다카사키[高崎] 시의 중앙 군마[群馬] 뇌 외과 병원의 나카시마 히데오[中島英雄] 이사장은 개원 당초부터 20년 가까이 매월 마지막 토요일 오후에 병원 극장을 열고 만담 감상 전후의 뇌 혈류의 변화나 뇌파를 조사하는 실험을 했습니다. 나카시마 선생은 도쿄 국립극장에서 벌써 10년 가까이 만담회를 열어 온 진짜 만담가이므로 이 만담회에는 다츠카와 단시[立川談志]와 그 제자 만담가 등 쟁쟁한 멤버가 동업자 인연으로 출연합니다. 본인도 3년 전에 출연하게 하여 주었습니다.

웃는다는 것은 릴랙스하니까 알파파가 증가한다는 단순한 것이 아니었습니다. 뇌 혈류는 64%나 되는 분이 증가하고 23%에 해당하는 분이 감소했습니다. 신기한 것은 혈류가 증가한 쪽은 만담이 재미있었다고 하는 사람이고, 감소한 쪽은 우습지 않아서 웃지 않았던 사람들이었습니다(그림 4). 뇌파에 대하여 말하면 알파파는 평안할 때, 베타파는 긴장하거나 생각할 때 증가합니다. 자고 싶을 때처럼 뇌의 활동이 저하되면 델타파, 세타파가 나타납니다. 실험 결과, 만담을 듣고 웃은 환자는 알파파와 베타파가 늘고 델타파와 세타파가 격감하는 것을 알았습니다. 즉 웃으면 뇌가 평안해지면서 뇌 전체가 활성화하는 것을 알게 된 것입니다.

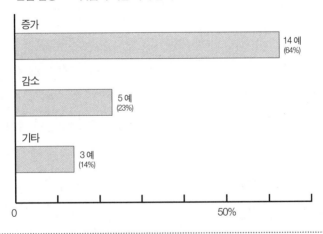

그림 4. 『병이 낫는다!? 병원의 이상한 이야기(나카시마 히데오)』에서 그림

●●● '태교 콘서트' 라는 것이 있습니다. 태아는 모차르트를 특히 좋아한다고 해서 2006년은 모차르트 탄생 250주년이 되기도 하여 특히 인기였습니다. 모차르트 대신 만담을 들려준 일본 웃음 학회의 이사가 있습니다. 마츠모토 지로[松本治朗] 선생은 고베[神戶] 시의 팔모어palmore 병원 산부인과 부장이었습니다. 당직 날 산모에게 잠에서 깨어나 잠이 안 올 때, 환자 지도 과목으로 만담을 넣으면 모두 즐거워하지 않을까 하여, '콜레스테롤', '골다공증'이라는 신작 만담을 만들었습니다. 전문가에게 연출을 부탁하고자 국보급 만담가 가츠라 베이초[桂米朝] 선생에게 몇 번이나 각본을 보낸 결과 승낙을 받고 지금은 여러 곳의 건강 페스티벌에 나가고 있습니다.

'콜레스테롤'의 '코레これ'는 이것, '스테로すてろ'는 버려라가 되어,

'이것(코레)은 몸에 필요 없으니까 버려라(스테로)'가 되는 것입니다.

근래에는 근처의 보건소에서 골밀도 검진 등을 PR하기 위해서 '의학 만담'을 새로 만들었다고 합니다. 만담을 듣고 있는 중에 의학 지식이 몸에 쌓인다는 것이지요.

그 마츠모토 선생이 임신부에게 모차르트 대신 만담을 헤드폰으로 듣게 하는 실험을 했습니다. 보통의 20대 임신부에게 듣게 하였던 것입니다. 산기가 가까워지면 어느 산부인과에서나 태아 심박 진통계라는 것을 배에 붙이고 뱃속의 아기가 건강한지를 조사하는 것입니

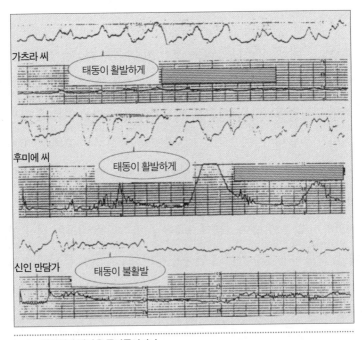

그림 5. 태아에게 만담을 들려주었더니

다. 〈그림 5〉의 위에 있는 들쑥날쑥한 톱니 모양이 연속되어 있는 깔
쭉깔쭉한 굴곡선은 태아의 1분간의 심박수로서, 변화가 있는 것은 태
아가 건강한 증거입니다. 아래의 태동은 배에 붙인 진통계로 배가 팽
창하면 큰 파동이 그려집니다. 실험 결과로 가츠라 씨의 고전 만담에
는 씽긋 웃기는 해도 좀처럼 큰 웃음은 안 웃었습니다. 그래도 태동은
활발해집니다. 다음의 후미에 진[桂文珍] 씨의 경우는 젊은이들도 크
게 웃는 만담이었으므로, 소리를 내어 크게 웃고 배가 자주 불러집니
다. 서툰 젊은이의 만담에서는 태동이 적어지고 움직임이 없어졌습니

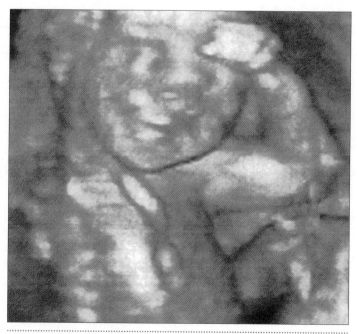

사진 3. 태아의 미소(8개월 된 태아의 초음파 4D 화상畵像)

다. 그러므로 임신부가 즐거운 기분으로 있으면 태아가 즐거운 기분이 됩니다. 지금 그것을 초음파 단층 장치의 최신형 4D로 이와 같이 사진을 촬영할 수 있습니다(사진3).

"예정일을 넘기고서도 언제 출산할지 모를 때는 가츠라 씨의 만담을 들려주면 자연히 진통이 와서 출산할 것이니 그럴 때 이용하면 좋겠습니다."라고 마츠모토 선생은 말합니다.

『앙팡맨(호빵맨)』의 작가 야나세 타카시 씨의 「내가 사는 방법」이라는 시 속에 '사람은 왜 태어났는가. 사람은 사람을 즐겁게 하기 위해 태어났다.……사람의 최대의 즐거움은 사람을 즐겁게 하는 것'이라는 구절이 있습니다. 노래를 잘 부르는 사람은 노래를 불러서, 요리를 잘하는 사람은 요리를 해서, 하는 식으로 모두 자기의 장기로 누군가의 웃는 얼굴을 보고 싶은 것입니다. 그 웃는 얼굴이 돌아오면 더 잘해보자는 생각이 나지 않겠습니까. 어린 아기는 천사의 웃음이라는 최고의 웃음으로 모두를 밝은 마음이 되게 합니다. 나는 아무것도 못한다고 생각하는 사람도 대장부입니다. 귀가 둘이고 입은 하나, 말하는 것보다 두 배로 들으라는 것이겠지요.

'당신의 마음 알아요.' 하고 들어 주는 것만으로 사람들은 힘이 납니다.

제2장

하 하 하 웃 음 건 강 법

생활 습관병도
예방된다

암은 생활 습관병
예방 의료로서의 '웃음'

암은
생활 습관병

●●● 생활 습관병……. 얼마 전까지는 성인병이라고 했습니다. 소아 성인병이라는 이상한 말도 있었을 정도입니다. 그 생활 습관병을 구체적으로 병명을 말해 보세요. 당뇨병, 고혈압, 심근 경색, 고지혈증, 뇌졸중이라는 답이 되겠지요. 그래도 첫째가는 대표가 안 나왔지요? '그것은 암입니다' 라고 하면 여러분은 '예?' 하고 반문할 것입니다. 그렇습니다. 암조차도 생활 습관병입니다. 원인이 있습니다. 최신의 면역학에서 말하는 암은 당신이 스스로 만든 병이지요. 무리가 쌓여서 된 지나침(과로)입니다. 그리고 먹을거리 문제, 왜 여기에 살면서 서양의 먹을거리를 먹지 않으면 안 됩니까?

그래도 첫째는 마음가짐입니다. 이것이 반입니다. 암의 원인의 비율을 숫자로 나타내면 생활 습관이 2할, 먹을거리가 3할, 그리고 마음가짐이 5할입니다. 〈그림 6〉은 전 NHK 연출가director로 현재는 NPO (Non-Profit Org : 비영리 민간 단체) 법인 '암 환자학 연구소' 대표인 가와타케 후미오[川竹文夫] 선생이 만든 것입니다. 그 자신이 직장에서 과로한 결과 마침내 암에 걸려 한쪽 신장을 떼어 내는 신세가 되었습니다. 그때는 아직 왜 자신이 암에 걸렸는지 몰랐습니다. 그래도 현미 중심의 식사로 바꾸고 무리하지 않는 생활 습관으로 바꾸었습니다. 그리고 원인만 바꾸면 암이라도 살 수 있다고 하는 것을 전 국민에게 전하는 것이 자기 역할이라는 새로운 보람에 눈떴습니다. 그것을 실천하고 마음가짐을 바꾸었더니 진행 중인 암이 수술 후 15년 이상이 지나도 재발하지 않고 살 수 있게 된 것입니다.

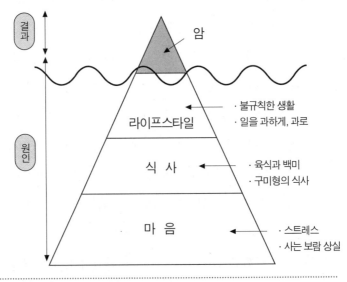

그림 6. 암의 원인과 결과(가와타케 후미오 작성)

그 한 사람만이 아닙니다. 2003년 4월에 도쿄에서 열린 '제1회 천백 인 집회'는 말기 암이나 진행 암을 고친 사람이 124명, 고치고자 하는 암 투병자 1,200명이 모여, 의사가 단념하라 해도 힘차게 사회에 복귀한 사람들이 모여 그 체험을 전한 세계 최초의 집회로서 암 치료에 큰 초석을 놓았습니다. 한두 사람이 아닙니다. 100명이 넘는 사람들이 할 일만 하면 이렇게 좋아집니다, 병원이나 약에 의지하기만 할 것이 아니라 나로서도 할 수 있는 일이 있지요, 한 것입니다. 본서의 〈제8장 암은 낫는다. 말기 암도 낫는다〉에서 이 행사에 나온 엄청난 일들을 많이 소개합니다. 이것은 전술한 류머티즘이 만담으로 좋아진 요시노 선생의 실험에서 기술한 대로 약만이 아니고 마음가짐이 약과 같은 정도로 중요하다는 것입니다. 하기에 따라서는 약의 효과도 배증되는 것입니다. 그런 전향적 플러스 사고思考, 그런 마음가짐의 대표가 '웃음'이라고도 하겠습니다. 그러려면 이제까지의 상식, 진지한 생각을 재검토하고 다시 되돌려서 '비非성실'한 생각을 몸에 익히는 것이 즐거운 인생이 되게 하는 방법입니다.

홋카이도대학의 오다 히로시준[小田博志准] 교수는 독일의 하이델베르그대학 의학부에서 「'암의 자연 퇴축'의 질적 연구」라는 제목의 논문으로 박사가 된 분입니다. 암이 자연히 나았다는, 의학적으로도 틀림없는 12증례(위암, 유방암, 피부암, 신장암, 악성 림프종 등)는 의학적인 치료를 전혀 받지 않았거나, 또는 의학적으로 암이 고쳐진다고는 생각할 수 없는 자연 요법(대체 요법)을 받았을 뿐이라는 환자들이었습니다. 오다 선생에 의하면 세 가지 타입이 있다고 합니다.

A는 대체 요법의 응원을 받아서 자기 안의 방위력을 높이는 방법을 취했습니다. 의사가 고개를 갸우뚱거릴 것 같은, 예컨대 어떤 사람은 빵을 4천 개 먹으면 낫는다든가, 즐겨 먹던 것을 나을 때까지는 일절 입에 안 대겠다고 결심하고 실행한 사람들입니다.

B는 의사가 포기하는 심각한 상태에서 신의 존재를 믿고 신에의 신앙, 은총에 의지해서 위기를 넘겼다고 생각하는 사람들입니다. 모든 것은 신의 마음 그대로, 구제되는 사람은 살고 그렇지 않은 사람은 죽는다고 생각하고 있습니다.

C 그룹은 왜 내가 암에 걸렸는가를 스스로에게 묻고 내가 이 병을 만든 것에 눈떠 자기를 변화시킨 사람들입니다. 오다 선생은 이 인생 최대의 위기라는 체험을 통하여 얼마나 인간적으로 성장하였나가 중요하며, 이것은 자기를 성장시키기 위한 관문이라고 생각하는 사람들이 자연 퇴축에는 수없이 많다고 합니다. 이것은 암 환자학 연구소의 가와타케 대표가 말하는 '베터 댄 웰better than well', 즉 고친 후의 지금이 암에 걸리기 전보다도 더욱 풍요로운 인생이라는 말과도 통합니다.

●●● 이와 같은 웃음의 효능이 밝혀짐에 따라 일본의 후생 노
동성도 '예방 의료=병에 걸리기 어려운 몸'이 되게 하자는 생각으로
방침을 변경했습니다. 이것은 현재의 의료비가 28조 3천억 엔이라는
거대한 비용이 예상되는데 지금보다 더욱 고령화가 되는 2025년에는
배액인 56조 엔이 된다는 계산이 나오기 때문입니다. 2006년 4월부터
는 개호 예방介護豫防의 방향으로 가겠다는 개정도 했습니다. 그래서
고령자의 근육 트레이닝 등을 시, 군, 읍, 면의 건강 복지과가 지도하
게 된 것입니다. 그리고 전국에서 8개소에 생활 습관병 예방 모델 사
업이라는 것을 3년간 했으나 숫자상으로 명확한 효과가 생각만큼 나
오지 않았습니다. 그 위에 자기 의사로 신청했음에도 불구하고 도중
에 오지 않는 사람이 4명에 1명 꼴이나 되는 것이 알려져 병의 예방이

라는 것에는 의욕의 계속이 어렵다는 결과가 나온 것입니다.

쓰쿠바대학의 지도로 니가타[新潟] 현의 미츠케[見附] 시에서는 중도 탈락자를 줄이려고 편리성과 달성감을 더하도록 했습니다. 가까운 곳, 예컨대 복지관의 빈 시간에 체조 시간을 넣는 등 연구를 하여 간단히 참가할 수 있도록 했습니다. 또 하나는 전기상사電氣商社와 합의하에 만보계 같은 기구를 달아 주고 트레이닝에 의한 운동량이나 체지방률의 변화를 한눈에 알게 되고 매번 그 결과를 스스로 알 수 있게 되어 즐겁다는 사람도 증가했습니다. 그래서 탈락자를 1할 정도 줄일 수가 있었다는 성과도 올렸습니다. 확실히 건강에 대한 의식은 높아졌으나 좀처럼 행동으로는 이어지지 않았습니다.

이것에 대하여 기사회생의 묘약을 써서 숫자상으로도 뚜렷한 성과를 올린 곳이 있습니다. 그 묘약이 바로 '웃음'이었습니다. 오사카[大阪] 부 다이토[大東] 시는 지난 10년간 의료비가 4할이나 증가하여, 현지의 오사카 산업대학과 협력해서 그 개선에 힘써 왔습니다. 프로젝트의 리더인 오오츠키 노부나[大槻伸吾] 교수는 단순한 체조가 아닌 '웃음 체조'라는 것을 생각했습니다. 진지하게 체조를 하는 것이 아니고 지도자가 농담을 섞어 가면서 하는 '웃음 체조'를 하도록 했습니다. 웃음의 효과가 과학적으로 알려져서 국가에서 1억 6천만 엔의 예산도 세웠습니다. 그 결과 70세 이상의 의료비가 1개월에 7,290엔에서 6,152엔으로 23%나 감소되고 통원 치료 일수도 8% 감소한 것입니다. 그리고 참가자는 현재도 줄기는 고사하고 반년 사이 배증하였습니다.

이제 아시겠지요. 이제까지 리허빌리테이션(rehabilitation, 사회 복귀 요법)이라던가 근筋 트레이닝도 좀처럼 계속되지 않지요. 다이어트도 그렇습니다. 그 원인은 즐겁지 않았기 때문이었습니다. 그래도 그 계획을 세운 사람이 찡그린 얼굴을 하며 수건을 비틀어서 이마에 동여맨 머리띠에 필사적이어도 따라하는 쪽도 지쳐 버리는 것입니다. 고행이 아니고 즐기면서 하면 계속되는 것입니다. 그때에 뇌 속의 모르핀이 나와 멈출 수가 없다는 상황이 되면 뇌 속의 모르핀이 앞에서 말한 NK 세포를 활성화시키는 것입니다.

납득하시겠지요. 다이어트를 위한 스포츠도 30종류의 스포츠를 각각 고안하여 그 흉내를 내는 것도 즐겁겠지요. 지금 전국 방방곡곡에 유행되고 있는 것이 바로 '홀라 댄스' 입니다. 하와이 옷을 걸치고 느긋이 춤추는데, 발이 부자유한 사람은 손만으로 출 수도 있습니다. 요가도 전과 같이 동물 흉내를 내는 것이 아니고 더욱 우스운 몸짓이나 음악을 넣은 곳에서는 회원이 증가하고 계속하는 사람도 증가하고 있습니다. 사람이 움직이는 동기는 무엇인가? 그것은 즐거움이라는 것입니다. 웃음이 있는 곳에는 사람이 점점 늘어납니다. 그리고 그것이 건강 증진과 질병 예방으로도 이어지는 것이 뚜렷이 증명된 것입니다.

이 1년을 되돌아보아 당신은 '살아 있어서 좋았다' 라는 즐거운 추억을 얼마나 만들었습니까? 자녀의 졸업식 때 '추억의 앨범' 이라는 노래를 들었겠지요. 언제 일인지 생각해 보십시오. 이런 일, 저런 일……. 누구나 추억 없이 살 수 없다, 추억만으로도 살 수 없다고 해도 그 추억은 자기가 만들지 않으면 누구도 만들어 주지 않습니다. 나의 친한 벗, 사토 미치코[里美智子] 씨의 「마음의 여행」이라는 시를 소개하겠습니다.

지난날 위를 향하여 나선형 계단을 올라갔습니다.
끝없이 올라가는 여행에 지쳐 겁을 먹고 조심조심 내려왔습니다.
그 후 앞을 향해 회전문을 계속 밀었습니다.
빙글빙글 돌아서 전진을 멈추었을 때 겨우 출구가 보였습니다.
그리고 지금 조금씩 마음의 우물을 파기 시작했습니다.
겨우겨우 선택한 여행입니다. 완행열차의 출발입니다.

이 시를 읽고 맹렬 사원을 그만둔 사람도 있습니다. 잠깐 멈춰 서서 보아 주십시오.

제3장

당신은
무엇으로
죽을 생각입니까?

환갑 전에 인생의 마무리를
암과의 평화 공존은 가능하다
현재를 산다. 그것이 프레즌트present의 뜻
'비성실' 하게 사는 방법
죽지 않는 것은 괴로운 것
'토끼와 거북이' 이야기의 계속
인생이란 즐기면서 수행하는 곳

환갑 전에 인생의 마무리를

●●● 인생 80년. 길어졌다고는 하지만, 여러분은 아직도 스스로가 인생의 오르막길이라고 생각하십니까? 어느 쪽인가 하면 내리막길이 길어졌다고 생각지 않습니까? 그렇다면 50세, 또는 환갑이 되면 슬슬 인생의 문을 닫을 생각을 하는 것이 좋습니다. 사회적으로 너무 높이 올라간 사람은 자주 착륙에 실패하여 격돌하여 버립니다.

처음부터 저공비행한 사람들은 의외로 연착륙하더군요. 태어난 이상 언젠가는 끝이 온다, 그런 것은 누구나 알고 있습니다. 일본어에는 이상한 말이 있습니다. '이렇게 즐거우면 언제 죽어도 좋다.'(살아있어 좋았다는 편이 더 좋을 텐데)라고 합니다. 반대로 '죽고 싶지 않다.'라고 말할 때는 아직 하고 싶은 일을 다 못했으니까 억울하다는 생각인 것입니다. 언젠가는 끝이 온다는 것을 알고 있을 터인데 그것을 못했다는 것입니다. 그러나 할 수 없지요.

인생은 모두 다 자기 선택과 자기 결정, 그래서 자기 책임인 것입니다. 자기가 선택해서 자기가 정했고 그 결과가 현재인 것입니다. 기회는 평등, 그러나 결과는 불평등입니다. 마지막 날은 그렇게 빠르게 오지 않을 것이라고 마음대로 생각할 뿐입니다. 나도 그랬습니다. 50세가 되기 직전 고교 졸업 30주년 동창회에 갔더니 200명이 졸업했는데 8명이 죽었습니다. 그것도 4명은 의사였습니다. 나의 40대는 한 달에 반은 병원에서 자고 있었으므로 다섯 번째는 내 차례라고 생각했습니다. 50대에는 이미 지금과 같은 생활은 할 수 없을 것이라고 생각했습니다. 그리고 2005년에 40주년 동창회를 했습니다. 그때까지의 10년간의 처음 9년 동안은 동기의 부고가 없어 다행이라고 생각했고 30주년 때의 생각은 잊어 가고 있었습니다. 그런데 올 1년 동안 5명의 동기생 부고를 접하고 새삼 환갑 전의 액년厄年이라는 말을 생각하게 되었습니다. 우리들 산부인과 영역에서는 '임신은 잊었을 무렵에 찾아온다.'고 합니다만 인생의 종지부도 오늘은 누구, 내일은 나, 바로 가까워졌다는 것을 재인식했습니다. 정년이 되어 우리 세대가 한꺼번에 쏟아져 나와 이제부터라고 할 때의 이야깁니다.

여러분은 몇 살 정도에 자기 인생을 굿바이하고 싶다고 생각하십니까? 유명을 달리했을 때 '조금 일렀군요.'라는 말을 들을 정도가 가장 좋은 것으로서, 가족에게 '이제 어깨의 짐을 내려놓게 되었군요.'라는 말을 들으면 조금은 많이 산 것인지도 모릅니다. 그렇다면 환갑

전후가 되면 슬슬 인생의 문을 닫을 생각을 하는 것이 좋을 것이라고
생각합니다. 구체적으로 어떠한 모양으로 가고 싶습니까? 자기 집 안
에서 가족이 지켜보는 가운데 되도록 치매기가 없이 가고 싶다고 희
망하는 사람이 많더군요.

암과의
평화 공존은
가능하다

●●● 사인死因으로 보면 제일 싫어하는 것이 암, 그 반대로 제일 인기가 있는 것이 심장병입니다. 심장병은 확실히 깜빡할 사이에 가므로 본인은 편안합니다. 그래도 언제 어디서 일어날지도 모르는 발작, 화장실이나 욕실 같은 데서 돌연사突然死하게 되므로 유족으로서는 '용서하세요' 나 '고맙다' 라는 말을 할 기회도 없습니다. 정성껏 간병할 기회도 없습니다. 그래서 유족 입장에서 대단히 섭섭한 것이 돌연사입니다. 다음이 뇌졸중인데, 넘어져 있는 것을 발견하고 서둘러 구급차를 불러 병원에 갑니다. 이것이 안 좋습니다. 그러면 어중간하게 구해져 반신불수로 누워서 수년간씩 가게 됩니다. 그 이외의 분은 암이 됩니다. 지금 2명 중 1명이 암이 되어, 3명 중 1명이 암으로 사망합니다. 감기와 같을 정도로 흔한 병이 되었습니다. 고령자의 병의

3분의 1은 암, 6분의 1은 심장병, 6분의 1은 뇌졸중입니다.

　암이 되면 바로 죽는 것이 아니므로 우선 친구, 가족이 모두 동정해 줍니다. 95%는 통증도 없어집니다. 남은 시간도 어느 정도 있습니다. 그리 나쁘지 않겠지요. 더욱이 교통사고와 자살이 포함된 다섯 가지가 사인死因의 7할이나 됩니다. 안방에서의 편안한 죽음[大往生]은 겨우 50명에 한 사람뿐입니다. 그만큼 어렵게 되었습니다.

　노쇠老衰 쪽을 해부해 보면 7~8할이 암입니다. 즉 종양은 쓸데없이 건들지 않으면 평화 공존할 수 있다는 것입니다. 예를 들면 당신이 90세에 아무 증상도 없이 검진했더니 암이라고 합니다. 그때 당신은 수술을 하겠습니까? 많은 사람은 안 할 것이라고 생각합니다. 사실 죽은 쇼와[昭和] 왕도 수술할 때 의료진은 입 밖에도 못 냈지만 수술 후에 제일 무서운 것이 있었습니다. 그것은 10일이나 잠들 땐 치매[認知症]가 되지 않을까 하는 걱정이었습니다. 나쁜 곳이 제거되어도 새로운, 더 심각한 문제가 일어나기도 한다는 것입니다.

　그러므로 조금 견해를 바꾸면 이 다섯 가지 사인 중 암은 그리 나쁘지 않다는 것이 되지 않을까요? 도무지 암이라는 병명은 어감이 나쁘다고 생각지 않습니까? 암 대신 '뿅'이라고 하면 어떻겠습니까? "무슨 병으로 죽었나요?" "뿅이었어요." '국립 뿅 연구소' 라든지 '간장 뿅' 이라면 그다지 무서운 느낌이 아니지요. 또 어째서 암에만 '고지告知' 라는 말을 쓸까요. 고지라는 말을 쓰는 것은 오직 하나, 수태 고지 受胎告知뿐입니다. 이것은 여자에게, "너는 회임 중인 몸이다. 불평을 말하지 마라.”라고 하는 말입니다. 즉 반론은 허용치 않겠다는 뉘앙스입니다. 그것을 암에 쓰고 있는 것입니다. 다른 병에 ‘고지’라고 말합니까? “병원에서 의사로부터 치질이 고지되었다.” 따위의 말은 안 하지요. 반론을 허용치 않습니다. 그것이 고지, 그러니까 위로부터의 사형 선고와 같이 받아들여 버려서, “죄송했습니다. 하하하.”가 되어 버리는 것입니다. 싸우고자 하는 의지가 꺾여 버립니다. 이제는 아무 짓도 소용없다, 체념해라, 하는 말이 되어 버립니다. 그래도 진행 암, 전이 암에서 살아 돌아온 사람은 많습니다. 한둘이 아닙니다. 그것을 아느냐 모르느냐에 따라서 암이라는 병을 가졌어도 의기意氣까지 병들지 않을 수 있습니다.

현재를 산다.
그것이 프레즌트
present의 뜻

●●● 영어에 '프레즌트present' 라는 단어가 있습니다. 두 가지 뜻이 있어서, 하나는 물건을 보낸다는 뜻이고 또 하나는 지금, 현재라는 뜻입니다. 신은 모든 사람에게 지금 현재 살고 있다는 시간을 선물하고 있다, 그렇게 해석할 수 있는 것입니다. 옛 성인도 말했습니다. "내일이 있다고 생각하는 마음의 벚꽃, 곧 거센 산바람이 불지 않는 것인가." 내일은 꽃구경을 가려고 생각하고 있었다. 그런데 밤새 폭풍우가 몰아쳐 전부 떨어지고 말았다. 확실한 것은 지금뿐이라고, 모두 죽지 않을 것이라는 셈으로 살고 있는 것입니다. 그러나 확실한 것은 지금뿐. 과거라는 글자는 '지나[過] 간[去] 것'이라고 씁니다. 미래라는 글씨는 '아직[未] 오지 않은[來] 것', 그리고 현재라는 글씨는 '지금[現] 있는 것[在]', 이것이 선물present입니다.

지금 미식美食. gourmet이 유행되어 이 가게의 주방장chef은 프랑스에서 10년 수업했다든가 별이 세 개라든가 하는데 결국은 맛이 무엇으로 결정된다고 생각하십니까? 누구와 먹느냐, 누구와 마시느냐가 아니겠습니까? 아무리 맛있는 술이라도 상대가 좋이 않으면 숙취만 심할 뿐이겠지요. '도미 요리도 혼자서는 맛이 없다.' 인 것입니다. 암 환자도 시간이 얼마 안 남았다는 걸 알게 되면 어떻게 살겠습니까? 이 세상에서 무엇이 제일 스트레스가 될까요. 여러 가지가 있겠으나 역시 인간관계겠지요. 남은 짧은 시간, 자기 주위의 사람을 둘로 나누어 보세요. 어떻게 나누는가? 몸에 좋은 사람과 나쁜 사람, 둘밖에 없습니다. 몸에 나쁜 사람은 같이 있으면 피로해지는 사람, 좋은 사람은 같이 있으면 힘이 생기는 사람입니다. 남은 시간이 얼마 안 되면 몸에 나쁜 사람과 같이 하고 싶겠습니까? 싫겠지요. 될 수 있으면 몸에 좋은 사람과 즐거운 추억을 가득 만들고 '그럼 잘 있어.' 하고 죽어 갑니다. 이것밖에 더 없다고 생각지 않습니까?

대단히 좋은 은행에 당신의 계좌가 있어 매일 86,400엔이 들어옵니다. 당연히 이것으로 당신은 즐겁게 살고 있습니다. 저녁때 1만 엔이 남았어도 다음날로 넘길 수가 없습니다. 그날로 다 없어지게 되어 있습니다. 그러나 다음날은 또 86,400엔이 들어옵니다. 이 86,400이라는 숫자는 무슨 숫자로 생각하십니까? 1일 24시간을 초로 고쳐 보십시오. 86,400초입니다. 그런데 사람마다 그 무게가 다릅니다. 이렇게 생각해 보실까요. 수험에 실패한 학생은 1년의 중요함을 알게 되고, 조산으로 9개월 만에 출산한 산모는 마지막 1개월의 중요함을 알게 됩니다. 1분 차이로 기차를 놓쳤다, 1초 차이로 사고를 안 당했다, 0.1초 차이로 금메달을 놓쳤다, 각각 무게가 다릅니다. 이것이 선물입니다.

그것을 확실히 가르쳐 받은 것이 지금부터 21년 전, 암 환자와 같이 간 유럽 대륙의 최고봉 몽블랑이었습니다. 1987년 7명의 암 환자가 표고 4,807미터의 몽블랑을 향했습니다. 세계가 놀라서 10명의 산악 경비대가 따랐고 모두 무사히 돌아왔습니다. 그리고 1997년, 이번에는 암 투병자가 15명이었습니다. 최고령은 84세로 이제까지는 집에서 두문불출해 보기 흉한 노인이었습니다. 며느리가 간호사인데, '사는 보람 요법'에 관심을 갖고 있어 할머니를 이 '납치 감금 코스'에 참가시켰습니다. 그 할머니는 좋은 날씨를 만나 최고의 체험을 하고 일본에 돌아와 건강하게 지내고 있습니다. 작년에 90세를 맞이했으나 전혀 죽을 것 같지 않습니다. 암은 있습니다만 진행하지 않습니다.

"내가 만일 건강했으면 몽블랑 같은 먼 곳에는 안 갔을 것이다. 몽블랑에 가서 여러분과 알게 되어 나의 인생은 변했다. 암에 걸린 덕분이지요."라고 말하며.

●●● 그래서 암도 그리 나쁘지 않다는 것은 그런 뜻입니다.
'병에 걸리면 병을 고치지 말라. 자기 스스로를 고쳐라.' 라는 말이 있
습니다. '당신, 그런 생활을 해도 됩니까? 다시 한 번 생각을 바로잡으
면' 이것을 가르쳐 주는 메시지입니다. 어떤 것에도 의미가 있습니다.
병이나 암은 반드시 인생의 실패, 마이너스가 아니고 받아들이기 나
름이라고 생각지 않습니까? 예컨대 비가 오면 도시락 가게는 '아아,
도시락이 안 팔린다.' 라고 하고 우산 장사는 '만세'를 외칩니다. 비는
아무 관계도 없습니다. 2005년 말까지 6년간 매주 화요일 밤 NHK TV
에서 「프로젝트 X」라는 프로그램을 방송했지요. '프로젝트 X' 라고 말
한 사람이 있습니다만, 곰곰이 생각하면 수준 미달의 이야기입니다.
실패하고 그 실패를 거듭한 후에 성공이 있다고 하는 이야기이기 때

문입니다.

열심히 한다는 점에서는 성공도 실패도 같은 것입니다. 성공의 진정한 반대는 무엇인가요. 아무것도 안 하는 것입니다. 아무것도 안 하면 실패하지 않습니다. 그러니 성공도 없겠지요. 젊은 어머니 중에는, "우리 아이는 소중한 한 알의 씨. 절대로 실패 같은 것은 시키고 싶지 않다."라고 말하는 사람도 있습니다. 그 아이는 아마도 성공하는 일도 없을 것입니다. 실패는 마이너스로 생각 안 해도 좋습니다. 실패하고 이렇게 하면 이렇게 된다는 체험을 했기 때문에 실패는 오히려 자산이라고 해야 할 것입니다. 성공한 사람이라고 하면 성공하기까지 실패를 거듭한 사람입니다. 성실하니까 백이냐 흑이냐, 정말이냐 거짓이냐, 행운이냐 불행이냐, 어느 쪽에서 생각하고 고민하는 것이지요. 암에 걸리기를 잘했다고 하는 '비非성실'한 생각도 있다는 것을 '성실한' 여러분에게 전하고 싶은 것입니다.

어떻게 일본인은 이렇게 성실하게 되었을까요. 나도 밥을 먹으면서 가장 열심히 생각했습니다. 알았습니다. 이 밥이 문제라고. 만일 일본인이 수렵 민족이었으면 '오늘은 큰 동물이 잡혔으니' 하고 제사 지내고 내일 일 같은 것은 아무것도 생각지 않았겠지요. 그렇지만 벼 농사를 지으려면 못자리, 모내기, 김매기……. '지금 열심히 하면 언젠가 좋은 날이 온다. 그러니까 힘내자.'라고. 그리고 고교 때는 대학 준비, 대학 때는 취직 준비, 입사 후는 승진 준비, 또 그 앞날을 언제나 준비 준비로, 제일 마지막에는 묘지 준비로, 장례식 때는 반드시 '이제부터인데'라는 말을 들으며 인생이 끝납니다. 모두가 내일이 온다고 마음대로 생각하고 있을 뿐입니다.

확실한 것은 지금뿐. 과거는 지나간 것, 미래는 아직 안 왔고 현재는 여기 있습니다. 그것이 선물입니다. 생각해 보세요. 모두 이 지구라는 섬에 갇힌(귀양 온) 사형수와 같은 것입니다. 끝이 올 때까지 수행하지 않으면 안 됩니다. 그렇다면 즐겁게 수행하는 것이 어떻겠습니까? 회사도 학교도 결과를 구하지만 일생은 결과가 아니고 '어떻게 살았느냐'라는 삶의 합창이라고 생각지 않습니까?

죽지 않는 것은 괴로운 것

●●● 인간에게 있어 최대의 형벌은 무엇인가? 그것은 죽지 않는다는 것입니다. 인간, 죽지 않으면 무슨 짓을 할지 모릅니다. 많은 과학자가 어떻게 하면 죽지 않을까, 연구를 계속하고 있으나 아직도 불가능합니다. 미국에는 지금은 못 고친다는 말을 들은 환자가, '미래 세계에는 반드시 고치는 약이 나온다. 그런데도 죽는다는 것은 원통하다.'고 하여 동면多眠=冷凍 상태로 하여 그 꿈의 신약이 나올 때까지 기다리고 있는 냉동 인간도 있다는 이야기가 있을 정도입니다.

신이 한 가지 희망을 들어주겠으니 무엇인가 하고 물으매, "장수하고 싶다."라고 답한 사람이 있었습니다. 신은, "그런 일은 쉬운 것이다. 200년 정도면 어떨까?"라고 하니 그 남자는, "고마워라, 그렇게 살게 된다니." 하고 춤을 추고 기뻐했습니다.

세월이 흘러 80세를 넘겼을 때부터 점점 친구가 없어지고 그때마다 조위금을 빼앗기고 조문을 읽을 입장이 되는 날이 많아집니다. 120세가 되었을 때 기어코 90세인 아들이 죽었습니다. 세간에서는 천수를 다하고 갔다고 말하나 부모가 자식의 죽음을 보다니 이런 불행은 없다고 의기소침해졌습니다. 20세나 어린 신부라고 부러워하던 것은 90년이나 옛날 일로 지금은 어느 쪽이 연상인지 모르게 되었습니다. 그러는 사이에 아는 사람이 다 가고 옛말을 할 상대도 없어졌습니다. 쓸쓸하고 쓸쓸해서 신에게 다시 한 번 소원키로 했습니다. "점점 죽고 싶은데요." 그랬더니 신이 화를 내면서 말했습니다. "너는 60년 전에 원했던 것을 잊었는가? 장수하고 싶다고 했지 않나. 그런 무책임한 자는 벌로 이제 80년은 더 살아야 한다."라고.

죽음은 최대의 교육, 끝이 있으므로 좋은 것입니다. 아무리 좋은 말도 오늘은 여기까지 하고 끝이 있어서 좋은 것입니다. 불꽃놀이도 꺼져서 좋지요. 여름 불꽃놀이가 언제까지 안 꺼지면 어떻겠습니까? '목이 아프다. 어떻게 해라.' 하고 성을 내는 사람이 반드시 나옵니다.

'토끼와 거북이' 이야기의 계속

●●● **고바야시** 다다시미루[小林正觀] 선생이 토끼와 거북이 이 야기 속편을 만들었습니다.

월요일에 토끼는 낮잠을 자다 경주에 졌습니다. 분하다. 화요일에 다시 한 번 하여 이번에는 낮잠을 안 자고 골인하고 저녁 때 골인한 거 북이에게 말했습니다. "너 분하지 않느냐?" "분하지 않아. 내 기록을 어제보다 30분이나 줄였으니까." 토끼는 충격을 받았습니다. 수요일 에 토끼는 더 속도를 내어 한 시간 단축했습니다. 목요일, 토끼가 출발 점에 섰는데 거북이는 많은 친구를 데리고 왔습니다. 토끼는 먼저 가 면서 혼자였고, 거북이는 모두와 즐겁게 떠들면서 저녁 때 골인했습 니다. 금요일, 토끼도 많은 친구를 데리고 왔고 거북이도 많은 친구를 데려와서 출발하여 도중의 언덕에 다다랐을 때 뜻밖에 양쪽에서 말했습니다. "갈 길이 같으면 꽃구경을 하든지 노래를 부르든지 하면서 천천히 가는 것이 좋겠다."

그것도 또 좋은 인생이라고 생각지 않습니까. 그러려면 모두가 같지 않아도 좋겠지요. 모두 역할이 있습니다. 받아들이는 쪽의 문제입니다. 30명의 클래스에서 29등인 사람에게 있어서는 30등의 사람이 소중합니다. 그 사람이 전학이라도 해서 없어지면 내가 꼴찌가 되니까 역시 있어 주지 않으면 안 됩니다. 1987년 몽블랑 등정 때 신세를 진 10명의 산악 경비대에 10년 후 초청장을 보냈더니 3명이 사망했던 것입니다. 함께 참가한 암 투병자 중 죽은 사람은 2명이었습니다. 누구든지 죽지 않고 살려고 살아가고 있습니다. 몇 살이니까, 암이니까 먼저 간다, 그런 일은 없습니다. 신문의 부고란을 보아도 60대, 70대, 80대, 90대, 골고루 있습니다. 나이 순은 관계가 없습니다. 그것은 50세를 지나 자기의 역할이 끝나면 사자가 마중 나온다, 그것뿐입니다. 여러분 아직도 이렇게 건강하게 살고 있다는 것은 아직 수행이 모자라다는 것입니다.

●●● 한마디 보태고자 하는데, 몽블랑이라는 산을 암이 안 걸린 사람도 갈 수 있는 곳이니까 건강하면 누구나 갈 수 있는 곳입니다. 그런 모임이 있으면 반드시 갈 것입니다. 간 사람은 이긴 사람입니다. 언젠가는 절대 오지 않습니다. 확실한 것은 지금뿐입니다. 80세부터라도 변하는 사람은 바뀝니다. 인생 80년, 눈 깜짝할 사이에 끝이 납니다. '어정버정 30, 두리번두리번 40, 중년은 늙기 쉽고, 근뎅근뎅 되기 쉽다.'

인생이 끝났을 때 신 앞에서 질문을 받습니다. "어떻습니까. 당신의 인생은 좋은 인생이었나요?"라고. 그때, "대단히 좋은 인생이었습니다. 고맙습니다."라고 답할 수 있겠습니까? '왜 나만이'라고 불평만하다가 정신 차리고 보니 끝이었다는 사람도 있지 않겠습니까? 신은 반드시 말합니다. '당신에게는 충분한 체력, 능력, 곤란할 때는 가장 좋은 사람을 만날 수 있도록 인생을 꾸며 놓았었다. 그것을 알아차리고 잘 이용하였던가?' 80부터도 몇 번이라도 고치고 바꿀 수 있습니다. 그것을 암 환자 여러분한테서 배웠다는 생각이 듭니다.

3년쯤 전에 '이세伊勢 청소년 연수 센터'의 나카야마 야스오[中山靖雄] 소장(66세)의 말을 들었습니다. 이분은 두 번 뇌졸중을 당하고 두 번째 재발 시는 본인도 이제 끝이라고 생각할 정도로 중증 상태였답니다. 그래도 겨우 살아나기는 했으나 실명이라는 후유증이 남았습니다. 사회 복귀 요법rehabilitation 후 최초의 강연에서의 이야기입니다. 두 번째는 저 세상 문 앞까지 갔는데 신의 소리가 들려와 '너는 이 세상에서 무엇을 하고 왔나?'라고 하면, 가슴을 펴고 '청소년 교육을 하고 왔습니다.'라고 말할 작정이었답니다. 그런데 그런 말을 한마디도 못 들었다는 것입니다. 그럼 무엇을 물었을 것이라고 생각하십니까? '당신은 인생을 즐기고 왔습니까?'라고 물어 대답을 못했다는 것입니다.

그랬더니 더 큰 목소리로 '더 인생을 즐기시오.'라고 들려와서 이 세상으로 되돌아왔다는 것입니다. 인생이란 즐기면서 수행하는 곳인지도 모르겠습니다.

제4장

자신이 정하는
마지막
작별 인사

죽음의 미학美學

●●● '바다에는 물때(조수와 간만)가 있고 하늘에도 때가 있다.' 라는 말이 있습니다. '누구나 태어나면 죽는 것, 석가도 달마도 고양이도 스님도……' 라는 옛말이 있듯이 누구에게나 끝이 있습니다.

평균 수명 세계 제일의 일본에서도 인간의 사망률은 100%입니다. 그래도 누구나 그날이 오늘 내일같이 가까이 온다고는 생각지 않습니다. 죽지 않을 것처럼 살고 있을 뿐입니다. '2층 여자가 나무에 걸린다.' 라고 배운 '櫻(벚꽃)'이라는 글자지만 피는 때가 정해져 있습니다. 그리고 지는 때를 알고 있습니다. 인생의 장막을 내릴 시기가 누구에게나 옵니다. '나아가는 것을 남이 정하고 물러서는 것은 스스로 정한다.' 라는 말이 있으나 '아직도 있나?'라는 말을 들으며 언제까지 앉아 있거나, 최후에는 법에 걸릴 일에 말려들어 노년을 더럽히는 예도 신

문에 잘 보입니다. '물러서는 것을 아깝게 생각할 때가 아름답다.' 고
말합니다. 슬슬 그만두라는 말을 들어 그만두는 것이 아니고 자기 스
스로 결단하는 것이 '남자의 미학美學' 이라는 옛말같이, 이것을 자기
마음속에 간직하는 것이 중요하다고 생각합니다.

　'여자의 미학' 이라는 것도 있습니다. 당신은 당신의 인생 중에서
주연 여배우라는 의식입니다. 언제나 사람들에게 보여 주고 있다는
정도의 알맞은 스트레스, 이것은 향신료spice입니다. 이것을 자각하
고 있느냐 어떠냐 하는 것이지요. 이것을 확실히 알면 차내에서의 화
장 같은 행위를 절대 못합니다. 그것을 남자나 여자나 관습화하는 것
이 중요하다고 생각합니다. 나라에 의해 아이의 가정교육 때에 하는
말이 이 미학을 잘 나타내고 있습니다. 영국에서는 남자 아이에게 '너
는 작은 신사예요.' 여아에게는 '숙녀지요!' 미국에서는 '영웅hero은
이런 짓 안 한단다.' 라는 말을 합니다. 그 점 일본에서는 어떤가? 메이
지 이전에는 있었습니다. '무사의 아들로서 부끄럽다고 생각지 않
나?'라든가, '너는 무사의 딸이 아닌가.' 와 같은 말은 자기 모습을 기
르는 말이었다고 생각합니다. 다시 한 번 이 모습을 찾아 가졌으면 합
니다. '예절 가르칠 미躾'라는 한자는 '몸을 아름답게'라고 되어 있지
않습니까? 이것이 일본인의 모습이라고 생각합니다.

　인생의 종말을 맞이하기 전에 노인 복지 시설에서 지내는 일이 있
을지도 몰라서 지난번 그곳에서 대접받는 방법을 간호사에게서 배웠
기에 전하고자 합니다. 그것은 두 가지 방법으로, 우선 하나는 언제나

싱글벙글하는 솔직한 할아버지, 할머니일 것. 또 한 가지는 체중이 가벼울 것. 이 두 가지만이 중요하고 나머지는 아무 소용이 없다는 것이었음을 기억해 두시기 바랍니다.

부모님 자장가 콩쿠르

●●● 나의 친구로 『빛의 나라』라는 아동 도서의 2대째 편집장이었던 모리 켄 씨는 언제나 몽골에 같이 가는 사람이었습니다. 2006년은 몽골의 칭기즈 칸이 왕이 된 지 800년이 되는 해라서 거국적인 제사가 실시됩니다. 수년 전에 가뭄이나 설해雪害로 재산인 염소가 300만 마리나 죽어 버렸습니다. 유목인들은 생활이 안 되어 아이들을 팔아 연명하는 가족도 있었습니다. 해방 직후의 일본과 같아서 국립 고아원까지 있습니다. 일본 엔円은 열 배의 가치가 있으므로 일본의 천 엔이 몽골에서는 1만 엔의 가치가 있습니다. 그것만으로 아이 한 명이 1개월을 살 수 있는 화폐 가치입니다. 몽골 아이들의 얼굴은 참으로 1945년대의 우리들의 얼굴, 콧물을 흘리면서도 눈이 빛나고 있습니다.

우리들의 뿌리, 몽골의 아이들을 응원하고 싶어서 하모니카의 명수 모리 켄 씨(55세)와 나(59세)의 아코디언, 그리고 '세계 휘파람 음악 콩쿠르'에서 2등을 한 모쿠 마치아키 씨(84세) 등 3명으로, 일본에서 자취를 감추어 가고 있는 동요와 창가를 다시 한 번 부활시켜서 감성을 키우자고 1월에서 12월까지의 24개 명곡(눈, 으스름달, 연날리기, 고향의 가을 등)을 수록한 '12개월'이라는 CD를 만들었습니다. 그것으로 2006년에는 3명이 전국 순회를 하고 있는데 5월 20일에는 이즈모 신사의 봉납奉納 라이브 공연도 했습니다.

가사 카드가 붙어 있으므로 멜로디를 들으면 이것은 할머니가 불러 주셨다, 이것은 어머니가 잘 불렀다와 같은 추억과도 이어집니다. 회상 요법回想療法이지요. 배경 음악으로 보육원이나 양로원에서도 들려줍니다. 그런 활동을 하고 있는 모리 씨는 '부모님 자장가'라는 것을 생각해 냈습니다. 인생의 처음과 끝은 닮았습니다. '기저귀를 차고 어머니와 함께 이런 짓을 했지요.'라는 가사에 멜로디를 붙여서 불러 드리는 것입니다. 그것이 훌륭하다고 하여 나라 현의 야마토코리야마[大和郡山] 시에서 매년 5월에 부모님 자장가 콩쿠르를 하고 있습니다. 아버지나 어머니의 추억의 시를 모집하여 그것에 곡을 붙여서 발표하는 것입니다. 올해로 4회째입니다. 근사하다고 생각지 않으십니까?

종말 기록
(엔딩 노트)

●●● 최근에는 죽음을 불길하거나 재수 없는 일이라고 기피하는 풍조는 줄었습니다. 『나뭇잎 프레디의 가을The Fall of Freddie the Leaf』이라는 그림책이 붐을 이루어, '성 누가 국제 병원'의 히노하라 시게아키[日野原重明] 명예 원장은 뮤지컬까지 만들었습니다. 잎사귀가 가을이 되어 시들어 떨어지는 것을 자연스럽다고 하는 것이 아이들뿐이 아니고 어른의 마음에도 울리는 명작이 되었습니다.

또 『엔딩 노트Ending Note』라고 하여 자기가 살아 온 과거를 돌아보고 만일의 경우에는 누구에게 알려야 할까, 장례식은 어떠한 모양으로, 유품은, 묘지는 등의 신변 정리를 하기 위한 책이 팔리고 있습니다. 이것은 예상치 않았던 효과가 있었습니다. 어느 60대 부부는 치매에 걸린 어머니를 모시고 있어 아직 정상일 때에 자기의 인생의 최후의 장면을 자기가 정하지 않으면 안 되겠다는 것을 깨닫고 이 노트를 보면서 쓰고 있었습니다. 젊었을 때는 이런 일이 있었다. 그리고 연애 시대, 결혼하고 애들 키우기에 쫓긴 40대를 쓰고 있는 중에 문득 어릴 때에 오래도록 피아노를 치고 싶었던 것이 생각났습니다. 바쁜 나머지 그 꿈을 잊었던 것이 생각났던 것입니다. 그래서 바로 다음 달부터 피아노 교실에 다니기 시작해 지금은 연습이 하도 즐거워 3년 후에는 자택에서 피아노 발표회를 하고 싶다는 꿈을 즐겁게 말하고 있었습니다. 생각났을 때가 변할 때입니다.

인생은 언제나 이제부터, 그리고 지금부터입니다. '결심한 날이 길일吉日' 이라는 말과 같지요. '노화老化' 라는 말도 '老華' 라고 바꾸어 쓰면 어떻겠습니까. '갱년기更年期'를 'renewal of the year'라고 오역한 사람도 있습니다. 어떻게 생각하느냐에 따라 같은 인생이라도 받아들이는 것이 다르게 됩니다.

'저 세상' 가이드북

●●● 미야자와 겐지[宮澤賢治]의 시 「비에도 지지 않고 바람에도 지지 않고」에 '남쪽에 죽을 것 같은 사람이 있으면 가서 무서워하지 않아도 된다고 말해 주고'라는 구절이 있습니다. 언제 마중 나올지 어떻게 알겠습니까. 시마네 현 오키 제도에 '지부리'라는 섬이 있는데 여기는 진료 시설이 없어서 98%의 사람은 자택에서 죽게 됩니다. 그곳에서 일하던 시바타 구미코라는 부인의 말에 의하면, 그 사람이 죽기 10일 전쯤부터 잘 알던 고인故人이 그 사람 앞에 나타나, 그 사람을 데리고 저 세상에 가서, 잠깐 예고편처럼 보여 준다고 합니다. 주위 사람에게는 안 보이나, 죽기 바로 전의 사람에게는 잘 보여서 '아, 좋아했던 할머니가 와 있구나.'와 같은 말을 한답니다. 그리고 저 세상과 이 세상을 왔다갔다 하면서 정말 '무서워하지 않아도 좋다.'는 것을

가르쳐 주는 것 같다고 합니다. 티베트의 『사자死者의 서書』라는 책에
도 같은 내용이 적혀 있습니다. 베갯머리에서 이제부터 갈 세상의 이
야기를 스님이 해주면 본인은 안심하는 얼굴이 되는 듯하여, 정말 미
야자와 씨의 시와 같지요.

수년 전에 웃음 학회에서 「죽음을 생각한다」라는 심포지엄을 개최
하였습니다. 그때 나도 참가하여 이렇게 말했습니다.

"왜 저 세상 이야기라는 것은 모두 무서울까요. 그렇지요! 처음 가
는 곳에는 안내문이 없으면 걱정이 됩니다. 그렇다면 만들면 됩니다.
그래서 생각했습니다. 저 세상에도 토론장이 있어 오늘 모인 출연자
이름이 적혀 있는 심포지엄이 저 세상에서도 열리고 있습니다. 제목
은 '속세를 생각한다.' 나의 이름 밑에는 '근일 내연近日來演'이라고
쓰여 있습니다. 옆의 극장에서는 후지야마 씨가 예의 그 바보 역으로
아직 연극을 하고 있습니다.

홀 옆에는 샌드위치 가게가 있고 '오너는 누구?' 하고 물으니 쇼팽
이라며, 파는 것은 '조루쥬 샌드', 백그라운드 뮤직은 '와성 교향곡',
저 세상에서 미완성이 완성되었다고 합니다. 선물 가게도 있어서 어
디서 만들었나 보니 '메이드 인 명부冥府'라 써 있어서 어쩐지 즐거울
듯합니다. 한 번 가 보고 싶다고 생각지 않습니까?

물론 가는 데는 삼도(三途. 삼악도三惡道. 악인이 죽어서 간다는 세 가지의
괴로운 세계. 지옥도地獄道·축생도畜生道·아귀도餓鬼道)의 강을 건너지 않으면
안 됩니다. 많은 망자亡者가 처음 가는 여행이니까. 기이하다는 듯이

선창에서 물속을 굽어보고 있습니다. 그랬더니 적귀(赤鬼. 지옥 옥졸의 하나로 살갗이 붉은 귀신)가 더 붉은 얼굴을 하고 주의하고 있습니다. "바보! 떨어지면 산단 말이야." 그 적귀가 두꺼운 참고서를 한 손에 들고 공부하고 있습니다. 무서워, 무서워, 하면서 물었습니다. "귀신님. 귀신님께서는 그런 데서 공부해서 무엇 하려고 합니까?" 대답해 가로 되, "너희들은 모르겠지만, 여기에는 서울대보다 더 어려운 옥대獄大 라는 것이 있다. 수험 지옥으로 말하면 이쪽이 본고장이지……"

기│원정사를
알고 있습니까?

●●● 학생 시대에 배운 '헤이케[平家] 이야기' 속에 나오는 '기원정사祇園精舍'가 호스피스hospice(말기 환자의 간호 요양 시설)라는 것을 알고 있었습니까? 옛날에는 사찰이 여러 가지 역할을 하고 있었습니다. 서당[寺子屋]이라는 것은 지금의 학습 학원이며 문화 센터지요. 시약원施藥院, 시료원施療院이라 해서 지금의 병원 역할도 있었습니다.

그래도 그중에는 약석藥石(약과 침이란 뜻으로 약제의 총칭, 또는 치료의 뜻)의 효과가 없이 죽는 사람도 있었습니다. 그런 손쓸 수 없는 병자를 수용한 것이 기원정사로, 그 사람이 세상을 뜨면 종을 쳐서 그것이 '제행무상諸行無常의 소리'라는 것을 알렸습니다.

아아! 그런데도, 그런데도 JR Japan Railway이 무엇을 잘못 생각했는지 '스테이션 호텔'의 이름을 '터미널 호텔'이라고 했기 때문에 외국이 놀랐습니다. '일본에서는 이런 곳에서 인생을 마치는가?'라는 문의가 왔던 것입니다. 터미널이라고 하는 것은 인생의 종말이기도 하니까. 그래서 서둘러 이름을 '그랜드 비어'라고 바꾸었다든가요? 나와 같이 토 · 일요일만의 진료를 하면, 이것도 또한 훌륭한 '주말 의료週末醫療'라는 것이 되겠지만……

하 하 하 웃 음 건 강 법

제5장

NK 세포를
활성화하는 방법

우는 것도 중요하다

●●● 웃으면 NK 활성이 올라간다는 것은 1991년의 요시모토 씨의 대실험으로 증명되었습니다. NK 세포를 건강하게 하는 방법은 여러 가지 있습니다. 〈그림 7〉과 같이 웃음의 반대로 우는 것도 좋습니다. 많이 울면 눈물 속에 스트레스 호르몬이 많이 나옵니다. 이것도 전 도쿄여자의대 교수 데무라 히로시 선생에게 실험해 보았습니다. 상세한 것은 다시 서술할 것이나 울고 싶은데 울지 못하게 하는 것은 좋지 않습니다. '내 가슴에서 울어도 좋다.' 라는 상대를 찾을 것입니다. 남자의 가슴이 필요할 때는 이때뿐입니다. 여자의 가슴이 필요할 때는 여러 가지입니다만……

우십시오 웃으십시오

1. 웃을 것
2. 울 것
3. 남의 이야기를 들어 주는 것(안심 라인)
4. 회(匯)장하는 것
5. 즐겁게 노래할 것
   즉, 기분이 좋다고 생각하는 것이 중요

건강법을 요약 정리하면,

식食 · 동動 · 식息 · 사思

그림 7. NK 세포를 활기 있게 하려면

　'울어라 웃어라' 라는 기노우 쇼우키치 씨의 노래 「꽃」이 있었지요. 그대로인 것입니다. 인간은 울지 않으면 울지 못하게 됩니다. 웃지 않으면 웃지 못하게 됩니다. 인간의 몸은 쓰면 발달하고 쓰지 않으면 퇴화한다는 법칙이 있습니다. 감정을 눌러 두는 것은 제일 안 좋습니다. 위장은 마음의 거울이라는 그대로 노여움의 감정을 눌러 두면 '창자가 익어 끊어지고 뒤틀리는 단장의 아픔' 이라고 하는 상황이 정말로 일어납니다. 복강경 검사라고 하여 뱃속에 거울을 넣어 장의 움직임을 검사할 때 환자에게 스트레스를 받게 하면 이 상황이 실제로 일어납니다(사진 4). 감정을 그 자리에서 발산하는 것은 여자의 특기, 웃든지 울든지 희로애락을 솔직히 표현하는 것은 어느 편인가 하면 남성보다 여자겠지요. 그래서 여성 쪽이 단연 장수하는지도 모르겠습니다.

다음에 여성이라면 화장을 할 것, 본래 '화장化粧'이라는 글자는 '화장華粧'이라고 했다고 합니다. 내가 예뻐졌다는 기분이 면역력을 활성화합니다. 그래서 최근 양노원에서 적극적으로 화장할 것을 권하고 있습니다. 남성이라면 멋을 내는 것입니다. 그리고 다른 사람의 이야기를 들어 주는 것, 이것이 아주 좋습니다. 얼굴을 본 것만으로, 목소리를 듣는 것만으로 마음이 놓이는 사람이 있지요. 그것을 '안심 라인'이라고 합니다. 연상, 연하, 이성, 동성, 누구나 좋은데 배우자는 안

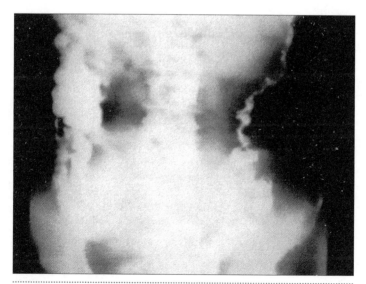

사진 4. 스트레스가 걸린 하행 결장(사진 우측의 가늘게 된 대장).
　　　본래는 사진 좌측의 상행 결장과 같은 굵기!

심 라인이 안 되는 것 같습니다. 부부는 '수행修行의 장場'이라고 하는 편이 옳을지도 모르겠습니다. 왜 수행의 장이라고 하는가 하면 남과 여는 의학적으로는 같은 인류가 아닌, 이문화 교류異文化交流인 것입니다. 남류, 여류라고 분류하는 것이 실제적인지도 모릅니다. 그리고 모두가 함께 어울려 노래합니다. 이것도 NK 세포를 건강하게 합니다.

암으로부터 생환한 사람들의 교훈

●●● **여러 가지** 건강법이 있습니다. 예컨대 사우나가 몸에 좋다고 하지요. 거기에는 중요한 말이 하나 빠져 있습니다. 사우나를 즐기는 사람은 사우나에 들어가면 NK 세포는 건강해집니다. 그래도 싫어하는 사람에게는 안 좋습니다. 즉 건강법이 그 사람에 좋은 기분이 되게 하는가, 아닌가가 열쇠입니다. 그러므로 만인에게 맞는 건강법은 없습니다. 양생법은 가지각색이라는 것입니다. 또 음식도 같습니다. 그것만을 매일 섭취하고 있으면 건강해진다는 편리한 식품은 없습니다.

예부터 불로장수의 약이라는 것을, 진시황제를 비롯한 많은 권력자들이 찾았으나 그것은 환상의 파랑새이고, 그런 것은 없습니다. 모든 것은 그날그날의 양생養生이 겹쳐 쌓이므로 식食·동動·식息·사

思, 피皮 · 식食 · 지肢 · 심心, 또는 식食 · 식息 · 동動 · 상想이라고 해서 네 가지 관점에서 생각하는 것이 좋겠지요. 그전에 암의 원인을 소개한 〈그림 6〉에서 제일 아래의 반을 차지하는 원인, 그것이 마음가짐이라고 했습니다. 시점을 바꾸면 다른 것이 보입니다. 그 때문에 비非성실한 발상, 그것이 즐거운 인생으로 이어지는 방법이 됩니다. 이것입니다. 인생 80이라고 하지만 당신은 이것을 날수로 계산해 본 일이 있습니까? 365×80으로 대충 29,200일이지요. 벌써 며칠이나 보냈습니까? 이제 얼마나 남았습니까? 나도 59세이니까 벌써 2만 일 이상 써 버렸습니다. 나머지 인생의 3분의 1은 자유 시간이니까 이제 3천 일도 안 된다는 것입니다. 이제까지 여러 가지를 해 오며 진실로 즐거운 날은 며칠이나 되었나요? 사람은 인생의 끝에 갔을 때, 즐거운 일밖에 생각이 안 난다고 합니다. 알츠하이머를 앓는 사람도, 치매에 걸린 사람도 즐거웠던 일은 잘 기억하고 있으나, 즐거운 일은 누가 만들어 줄 수는 없습니다. 스스로 즐거운 추억을 가득 만들고 '그럼' 하고 죽을 수밖에 없겠지요. 즐거운 인생이란 즐거운 일을 많이 한 사람의 것입니다.

암에서 살아남은 사람들에게서 배웠습니다. 그리고 그 사람들의 말에 '베터 댄 웰better than well'이라는 것이 있습니다. 암에서 생환生還한 지금이 암이 되기 전보다 더 풍요로운 인생이라고 하는 것입니다. 그것이 있었기 때문에 지금이라도 이날을 충실하게 지내려고 하는 마음을 가지게 되었다는 것이지요.

　그 사람들은 달력을 일력으로 바꾸고 확실한 것은 오늘 하루뿐, 내일은 눈을 뜰지 어떨지 누구도 알 수 없는 것, 그러니까 오늘도 즐거운 추억의 한 페이지를 만들자는 것입니다. 여기까지 쓰고 보니 고故 요도가와 나가하루[淀川長治] 선생! 영화를 즐기던 그 노인의 일화가 생각났습니다. 그분은 아침에 일어날 때 반드시 외치는 주문이 있습니다. 예컨대 오늘이 8월 15일이라 합시다. 그러면 이렇게 말합니다. "오늘은 15일, 한 달에 한 번 있는 날. 8월 15일은 1년에 한 번, 오늘은 2008년 8월 15일. 나의 인생에서 단지 하루뿐. 그러니 오늘은 하루. 싱글벙글 살자." 하고자 하면 누구에게나 되는 간단한 것입니다. 그래서 오히려 못하는지도 모르겠습니다.

　『당신이 달라지는 입버릇의 마술』의 저자인 의학박사 사토 도미오[佐藤富雄] 선생은 자율 신경의 법칙을 이렇게 설명하고 있습니다. "우선 매실 장아찌를 보십시오. 보기만 해도 침이 나오겠지요. 다음에 실물인 매실 장아찌를 보지 말고 머릿속에서 매실 장아찌의 이미지를 만드십시오. 그래도 침이 나오지요. 그렇다면 자율 신경이라는 것은 생각한 대로 작용하는 특징이 있습니다."

　비대한 사람이 무의식적으로 식사 때에 하는 말버릇이 있습니다. 아십니까? 식사 끝에 정해 놓고 이렇게 말합니다. '이것을 먹으면 살이 찌지요.' 라고. 많은 사람들은 미처 모르고 지나치지만 확실히 말하고 있습니다. 그러면 몸은 당연히 그와 같이 반응하여 살이 찌는 것입니다. 생각나겠지요. '인생, 생각대로 안 되지요.' 라고 말하는 사람은 보기 좋게 생각대로 안 됩니다. '고맙습니다.'가 입버릇이 된 사람은 감사로 가득 찬 인생이 됩니다. 입버릇, 이것만도 중요한 생활 습관입니다. 그렇다면 병에는 '좋아진다. 좋아진다. 반드시 좋아진다. 쑥쑥 좋아진다.'라는 말을 입버릇으로 만들어야 합니다.

찬스는
위기의 얼굴을
하고 다가온다

●●● 전신의 골수에 전이되고 간장에도 7㎝의 암의 전이가 있어 의사로부터 남은 목숨이 3개월이라는 선고를 받은 나고야의 이토 이사무[伊藤勇] 씨(사진7)는 이 방법으로 7년 후에 암이 깨끗하게 전신에서 없어졌습니다. 물론 식사나 생활 습관도 바꾸었습니다. 계명戒名까지 만들어 새로운 사람으로 태어났다는 이미지를 만든 결과 말기 암이 없어졌던 것입니다. 이런 이야기는 의사의 세계에서는 10만 명 중의 하나인 '암의 자연 퇴축'의 기적이라는 말을 합니다. 그래도 2003년 4월의 '제1회 천백 인 집회'에서는 124명의 환자가 진행 암으로 완치는 어렵다는 말을 들으며 훌륭히 생환하고 있습니다. 10만에 하나 운운하지만 실은 500명에 한 사람 정도로 10만이면 200명은 되지 않을까 생각합니다.

식食 · 동動 · 식息 · 사思, 각각을 암이 되기 전과는 다른 스타일로 고치면 누구에게나 고쳐질 기회는 있다는 것을 그 집회에서 가르쳐 주었습니다. 인생 최대의 위기는 인생 최고의 선물로 바꿀 수가 있습니다. '암에 걸린 덕분에 인생이 바뀌었다. 암아, 고맙다.'는 말을 암환자가 스스로 말하게 되는 것입니다. 이것은 수술이나 약물 요법으로 병을 고치는 것이 아니고 그때까지의 사는 법까지를 바꿔 버린다는 의미에서는 획기적인 방법입니다. 그것은 '모리타[森田] 요법'이라고 하는 노이로제 치료법을 암 치료에 응용한 실로 동양적인 치료법이기도 합니다. 이 치료법은 세계적으로 유명한 뉴욕의 '메모리얼 슬론-케터링 암 센터Memorial Sloan-Kettering Cancer Center'에서도 채용되었습니다. 그것을 최초로 고안한 것은 원래 정신과 의사였던 오카야마 현의 이타미 지로 선생입니다. 앞에 소개한 '요시모토 실험'의 발안자發案者이기도 하고 7명의 암 환자와 몽블랑 등정에 성공한 프로젝트의 고안자이기도 합니다. 그러면 그 경위를 조금 소개하겠습니다.

모리타 요법과 암 치료

●●● 오카야마 현 니이쿠라부 역전에서 스바루 클리닉을 개업하고 있는 이타미 선생은 1970년대에 고베에서 암 환자 진료를 하고 있었습니다. 당시는 지금 생각하면 이상하지만 환자 자신에게 제일 중요한 것, 즉 암이라는 병명은 본인에게는 결코 말하지 않고 본인의 의향도 확인하지 않은 채 '본인을 위해'라고 하며 이 중병의 치료를 가족이나 상담 의사만으로 진행하도록 일본 전국에서 하고 있었습니다. 그러므로 본인은 어림짐작하고서도 모르는 척하고 있었으며 가족들도 끝까지 거짓말을 하며 병명을 숨기는 등 서로 거짓 연극을 하는 상태였습니다. 의학회에서도 암 고지告知 시비에 대하여 수년간 많은 논의가 거듭되고 매스컴에서도 자주 이 문제를 들어 올려 다 같이 생각해 보자는 시대가 되었습니다. 그리고 환자 2명 중 1명이 암 환자가

되는 시대가 와서 더 이상 숨겨 낼 수 없는 상황이 되었습니다. 부작용이나 환자끼리의 말로 본인은 벌써 병명을 알고 있습니다. 그래도 가족 앞에서는 모르는 척하고 있습니다. 그런 경우가 태반이었습니다. 이타미 선생도 그런 의문을 갖고 있으면서 암 환자의 진료를 하던 중에 1981년의 일인데 직장암인 여성을 만났습니다. 이 사람은 수술 집도의로부터 '폴립polyp을 그대로 두면 암이 될 염려가 있으니 수술한다.'라는 설명을 듣고 있었습니다. 그러나 자기 스스로 여러 가지로 미루어 볼 때 암이라고 직감이 되어 그래서 진짜 병명을 그 의사가 말하게 하였던 것입니다. 자기가 묻기 시작했는데도 안 가르쳐 준 것으로 미루어, 상당히 진행되어 이미 완치될 희망이 없을 정도로 중증이구나, 하는 불안에 점점 심해지고 죽음의 공포에 떨게 되어 이타미 선생에게 외래 환자로 방문했던 것입니다.

"나는 죽는 것이 무섭고 두려워서 생각하는 것을 멈추려고 이불을 뒤집어쓰고 자려 해도 죽으면 어떻게 하나, 하는 불안이 엄습해서 어찌할 수가 없습니다." 하며 호소하는 환자에게 이타미 선생도 얼른 이렇게 해보시지요, 하는 묘안이 나오지 않는 상태가 상당히 계속되었습니다. 그런데 문득 생각나는 게 있었습니다. 이 괴로운 증상은 노이로제, 그것도 강박 신경증과 흡사한 것임을 알았습니다. 강박 신경증은 예컨대 불결 공포不潔恐怖라 하여 계속 손을 씻지 않고는 못 견딥니다. 지하철 손잡이도 세균 덩어리라 절대로 잡을 수 없다는 것이 증상의 특징입니다. 이것에는 세계에 자랑하는 일본의 '모리타 요법'이라는 것이 있습니다. 이것을 응용해 보면 좋지 않을까 하는 획기적인 아이디어가 번뜩인 것입니다.

모리타 마사타케[森田正馬] 선생은 1930년대에 도쿄 지케이카이[慈惠會] 의대의 정신과 의사로서 이 치료법을 개발한 분으로, 이 치료법이 지금은 세계적으로 쓰이고 있습니다. 동양의 선禪의 사고방식이 토대에 깔려 있습니다. 서양 의학 속의 정신과 치료는 프로이트가 시작한 정신 분석으로, 그 환자의 괴로움을 그때까지의 생육 경력이나 영향을 받은 사건 등으로 설명하여, 그 때문에 당신은 이런 불안을 갖게 되었다고 원인을 규명하는 것으로 불안이나 공포를 제거하는 방법입니다. 모리타 선생은 그와는 전혀 다른 방법을 고안한 것입니다.

모리타 요법의 기본적인 생각은 불안·공포라는 감정을 자기 뜻대로 좌우할 수가 없습니다. 그래서 그것은 그대로 두고 자기의 의지대로 할 수 있는 것, 그것은 행동입니다. 우선 오늘 당신이 하지 않으면 안 될 것이 있겠지요. 그 행동을 하는 동안에 불안·공포 같은 감정이 바뀐다고 하는 것입니다. 이것은 료우칸[良寬]이라는 분이 현재의 니가타[新潟] 현에서 상당히 옛날에 설파했습니다.

'재난을 만날 때는 만나는 것이 좋을 것이다. 병고를 만날 때는 병고를 만나는 것이 좋을 것이다. 죽을 때는 죽는 것이 좋을 것이다. 이것이 재난을 면하는 묘법이니라.'

바로 이것이지요. 난소암에 걸린 어느 30대 여성은 암이라는 고지告知를 받고 의기소침하여 우울증이 되어 버렸습니다. 자나 깨나 죽으면 어떻게 하나, 불안으로 안절부절 했습니다. 그때 모리타 요법의 지도를 받고 실행했습니다. 당신 마음은 잘 안다. 그래도 그것은 어쩔 수 없는 것이니까, 그것은 일단 놓아두고 오늘 당신이 어머니로서 해야 할 일이 있겠지요. 그것을 우선 해보세요. 학교 가는 아이 때문에 점심도 준비해야겠지요. 청소도 세탁도 있고 주부의 할 일을 해보라고 해서 세탁을 했습니다. 푸른 하늘에 새하얀 홑이불이 말라 가는 것을 볼 때 조금 전까지 죽을지도 모른다는 불안이 언제인지 모르게 엷어지고 기분이 밝아지는 것을 느낄 것입니다.

감정은 자기 의지로는 바꿀 수 없습니다. 바꿀 수 있는 것은 행동뿐, 행동하면 그것에 이끌려서 감정은 바뀝니다. 이것입니다. 한가운데가 제로, 왼쪽은 마이너스, 오른쪽은 플러스라는 잣대를 떠올려 보십시오. 불안 · 공포의 감정을 마이너스로 하고 즐거운 일, 가슴이 설레어 울렁울렁할 행동을 하여 플러스 감정을 30정도로 끌어올리면 마이너스 쪽은 상대적으로 적어지겠지요. 그 즐거운 행동을 하지 않으니까 마이너스 감정만으로 눌려 버리는 것입니다. 모리타 요법에서는 남을 위하는 일을 실행하도록 지도합니다. 다른 사람을 위하는 것이 사는 일이고, 사는 보람을 발견하는 일도 되기 때문입니다. 약물 요법에서는 '불안이 없어져서 잘되었다.'로 그치나, 모리타 요법을 생활화하면 환자 자신의 생활이 바뀌는 것입니다. 불안에 잘 대응하는 능력이 생겨서 보다 충실한 인생을 보내게 되는 사람이 많습니다. 사는 법이 바뀌면 암에 대한 생각도 달라지고 암과의 평화 공존이 가능하게 되는 것입니다. 오사카에는 모리타 요법을 공부하는 '생활의 발견회'라는 모임도 있습니다. 이 모리타 요법을 암의 치료에까지 발전시킨 것이 이타미 선생이 제창하는 '암 환자의 사는 보람 요법'입니다. 그리고 그 한 방법이 몽블랑, 후지산 등의 등반인 것입니다.

〈그림 8〉에 미국의 정신과 의사 글레이셔William Glasser 박사가 고안한 것을 소개합니다. 이 차의 운전자는 당신입니다. 차의 앞바퀴는 행위와 사고, 뒷바퀴는 감정과 생리 반응입니다. 뒷바퀴만 움직이고자 해도 바로는 안 됩니다. 그래도 앞바퀴의 방향을 바꾸어 차가 움직이면 뒷바퀴는 따라옵니다. 앞에서 말한 암에 걸린 어머니가 세탁을 하고 푸른 하늘에 하얀 홑이불이 말라 가는 것을 본다는 행위를 선택하면 죽을지도 모른다는 불안이나 공포의 감정이 엷어지고 암은 지금의 생활을 바꾸라는 메시지인 것을 알게 되고[思考], 이제까지의 불면

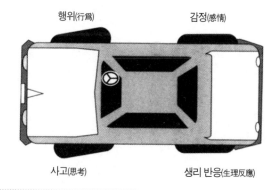

그림 8. 모든 행동

* 『윌리엄 글레이셔 박사의 선택 이론(Counseling with Choice Theory)』(어치브먼트출판, 2000년)에서

不眠(생리 반응)이 개선됩니다. 즉 사고(보거나 생각하는 법)와 행위를 바꾸어 행동하면 불안이나 병적 증상이 경감하여, 당신이 핸들을 잡고 앞바퀴의 방향을 바꾸는 것으로 당신의 차는 이제까지와 다른 밝은 방향으로 달리게 되는 것입니다.

제6장

비성실하게
생각하는 법

비성실한 옛 이야기
얼음이 녹으면 봄이 된다
자기의 웃는 얼굴을
근래에 본 일이 있습니까?

●●● 부인과 진료의 반은 불임증 치료입니다. 아이를 낳아야 비로소 부모가 됩니다. 손자를 보고 비로소 할아버지·할머니가 되는 것과 같습니다. 임신이 안 되는 이유가 전부 여성에게 있다는 것은 옛 말이고, 지금은 남성에게 원인이 있는 경우가 크게 늘어나고 있습니다. 이제부터 10년이 지나면 보다 고령 사회가 될 것입니다. 그러면 옛이야기 내용도 달라집니다. "옛날 옛적 어떤 곳에 할아버지와 할머니가……."라고 말하지 않게 됩니다. 틀림없이 "옛날 옛적에 가는 곳마다 할아버지와 할머니가……."라고 하게 되어 10월의 경노일은 '젊은이의 날'이라는 식으로 변할지도 모르겠습니다. 그런 견지에서 고쳐 보면 『모모타로(복숭아 동자)』나 『카구야(분장실) 아씨』까지도 분명한 불임증 이야기입니다. 아이를 못 낳았는데도 할아버지·할머니가

되었다는 이야기지요.

　그렇지만 여러분, 정말로 아이가 복숭아에서 태어났다고 생각하고 있습니까? 그것은 잘못된 것입니다. 아무리 옛이야기라 해도 아이들에게는 의학적으로 바르게 가르치지 않으면 안 됩니다. 아기는 복숭아와 복숭아 사이에서 태어난 것입니다. 그리고 정말은 상류에서 둥둥 떠내려 온 것은 복숭아가 아니고 감자였습니다. 할머니가 좋아하는 것이었습니다. 전부 쪄서 할아버지 모르게 혼자 몰래 먹었습니다. 이렇게 맛있는 것은 없습니다. 맛있다 맛있다, 하면서 전부 먹어 버렸습니다. 그랬더니 배가 땡땡하게 되었고, 무심코 방귀를 한 방 뿡 해 버렸습니다.

　『두루미의 보은』, 이 또한 지금부터가 두루미의 진짜 보은의 이야기입니다. 밤중에 예쁜 처녀가 되어 인사하러 왔습니다. 거기까지는 이야기가 같습니다. 열어서는 안 됩니다, 하고는 문을 잠그고 무언가를 부스럭거리고 있었습니다. 2일, 3일이 지나자 갑자기 소리가 뚝 끊겼습니다. 열지 말라고 하면 더욱 열고 싶어집니다. 할아버지는 걱정이 되어 4일째에 활짝 열었습니다. 아아, 이거 큰일 났습니다. 안에 두었던 현금, 예금 통장, 도장 등이 몽땅 없어져 버렸습니다. "할머니, 큰일 났다. 그것은 두루미가 아니었어. 백로(鷺. '사기詐欺'와 발음[ᠷᠷ]이 같음)였어."

　어떻습니까? 누구나 아는 이야기를 조금만 비틀면 이것이 유머의 원점입니다. 유민이 노래한 「연인은 산타클로스」, 이것도 기막힌 해석이 있습니다. 세계 속의 아이들에게 선물을 줄 수 있는 산타 할아버지는 엄청난 자산가지요. 그리고 아시는 바와 같이 상당한 고령인 노인이 짧은 시간에 세계를 돌아다닌다, 그것도 오밤중에. 대단한 노동입니다. 심야 노동은 더욱 가혹합니다. 「허둥대는 산타클로스」라는 노래에도 있듯이 때로는 굴뚝에서 떨어져 호되게 허리를 다쳐 못 움직이는 사태도 발생합니다. 아무리 사는 보람이라고 해도 고령자에게 이런 일을 시키면 그다지 오래 못 간다고 생각지 않습니까? 그렇다면, 결혼하려면 산타밖에 없다. 그 뒤에는 막대한 유산을 상속받을 수 있으리라는 이야기가 되지 않겠습니까!

얼음이 녹으면 봄이 된다

●●● 그 밖에도 '비성실한' 이야기로 유명한 것이 '얼음이 녹으면 무엇이 되나?'라는 이야기가 있습니다. 답은 물론 물입니다. 그래도 물 이외의 답을 모르십니까? 이것은 10수년 전의 실화입니다. 초등학교 1년생의 여자 아이가 학교 숙제에, 얼음이 녹으면 '봄이 된다.'라고 썼더니, 선생님은 틀렸다고 벌점을 주었습니다. 이런 좋은 답이 왜 틀린 것인가? 어머니는 화가 나서 신문에 투고했습니다. 그것을 읽은 당시 세이부 백화점 쓰쓰미 세이후다[堤淸二] 사장은 이것을 바로 자기 회사 시험 문제로 썼습니다. 그리고 '얼음이 녹으면 봄이 된다.'라고 쓴 사원을 과장으로 발탁하였다는 실화가 있는 것입니다.

누구에게 묻느냐에 따라 답은 여러 가지입니다. 생선 장사는 얼음이 녹으면 '생선이 썩는다.' 환경 문제를 다루는 사람이면 '대홍수가 된다.' 이렇게 여러 가지 답이 나올 것으로 생각되는데, 얼음이 녹으면 물밖에 생각하지 못하는 한 가지 사고 회로로는 이제부터 앞으로 살아갈 수 없다는 것입니다.

자기의
웃는 얼굴을
근래에 본 일이
있습니까?

●●● **여러분** 지금 웃으셨지요? 그 자기의 웃는 얼굴을 자기가 실제 본 적이 있습니까? 자기의 얼굴을 자기 것인데도 자기는 볼 수가 없습니다. 다른 사람에게 보이기 위해 있습니다.

언제나 엄숙한 얼굴을 하고 있으면 그 표정근이 이상 발달하여 화난 얼굴이 됩니다. 그런 사람이 웃으려 해도 별로 쓰지 않은 근육을 써서 웃게 되므로 서먹한 얼굴이 되어 버립니다. 얼굴은 태어난 대로가 아닙니다. 좋은 얼굴을 만드는 것은 일생의 수행입니다. 밝은 얼굴이 주위를 밝게, 어두운 얼굴이 주위를 어둡게 합니다.

돈을 받았을 때만 싱글벙글하고 발달하는 표정근의 이름을 알고 계십니까? '배당근配堂勤'이라고 합니다. 얼굴은 그 사람의 생활이 나옵니다. 건강을 비춥니다. 인생 그 자체가 나옵니다. 그래서 남자의

얼굴은 이력서라 합니다. 여성의 얼굴은 무어라고 할까요? '청구서'
라고 말한 사람이 있습니다.

제7장

암의 원인과
그 예방

암의 원인과 그 예방

●●● 여기서는 의대생인 A군이 묻고 필자가 거기에 답하는 질의응답의 형식으로 써 보겠습니다.

필자 : 이제까지의 이야기로 웃은 사람은 체내에서 암세포가 1천 개쯤 없어졌습니다. 이러한 실험이 전술한 요시모토의 대실험이었습니다.

A : 왜 이렇게 일본에서는 암이 많아졌을까요?

필자 : 암 센터의 선생이 말하는 바로는 일본인이 장수해서 암이 늘었다는 것입니다.

A : 장수하면 왜 암이 늘어나나요?

필자 : 우리들 인간은 하나의 수정란이 차례로 분열하여 두 배, 네 배

로 늘어나 최종적으로는 60조 개의 세포가 됩니다. 60조라고 해도 퍼뜩 이해가 안 될 테니까 돈으로 계산하면 알기 쉽겠지요. A군이 1조 엔의 복권에 당첨되었다고 했을 때 매일 100만 엔씩 써도 좋다고 하여, 1조 엔을 다 쓰자면 얼마나 시간이 필요하다고 생각하나요? 하룻밤 100만 엔, 아마도 동네에서는 쓸 수 없을 것 같으니 도쿄에서 쓴다고 하면 하룻밤에 100만 엔 써서 1년에 3억 6천 5백만 엔, 이것은 프로 야구 선수의 연봉 정도의 금액이지요. 이것을 기를 쓰고 계속 써도 100년에 365억 엔이지요. 1조 엔을 나눗셈해 보니, 전부 쓰자면 2,700년이 넘게 걸립니다. 60조는 다시 그 60배라는 것이므로 짐작도 못할 숫자이지요.

세포를 재생시킬 때마다 그 정도 수의 유전 정보를 카피하고 있는 것입니다. 그러므로 반드시 불량품이 나옵니다. 그 불량품이 암세포로 생각되는 것입니다. 전부가 60조라면 도대체 매일 어느 정도의 불량품(암세포)이 발생한다고 생각하나요? 평균하여 매일 5천 개 정도의 암세포가 발생하고 있다고 합니다. 그것이 모두 증식하면 우리들은 못 살아가지요. 그것을 매일 깨트리고 처리해 주는 것이 체내에 50억 개나 있다고 하는 NK 세포로서, 이것이 버티고 있으니까 이렇게 살 수가 있는 것입니다.

그런데 그 면역의 움직임은 나날이 노화하여 힘이 줄어 갑니다. 20세의 그 힘을 100이라하면 40세에는 그 반, 60세에는 다시 그 반으로 줄어듭니다. 인생 50년의 시대에는 폐렴, 결핵 따위의 감염증이 사인

死因의 반을 차지했었습니다. 개발도상국에서는 지금도 그렇지요. 그래도 50년을 넘겨 살고 있으면 매일 5천 개의 암세포를 억제하지 못하게 되어 암이 나타나게 되는 것입니다. 그래서 나이를 먹는다는 것과 암이 늘어나는 것은 원래의 장치로 어찌할 수 없지요.

그렇다고 해도 조기 발견된 제일 작은 암의 크기는 통상 1㎝, 1g이라고 합니다. 세포의 수로 말하면 10억 개입니다. 하나의 암세포가 100일에 1회 분열하여 둘, 다음 100일에 네 개로 증가해 가면 10억 개가 되기까지 얼마나 시간이 걸릴까요? 평균하여 9년에서 10년이 되겠지요. 그 사이에 50억의 NK 세포가 잡아 죽여 없애고 있는 것이지요. 그래도 면역력이 노화하는 것에 따라 다 억제할 수 없게 됩니다. 그래서 장수하면 암이 증가하는 것입니다.

A : 그렇군요. 일본인이 장수하게 되어 암이 증가해서 문제가 되었군요. 면역력이 저하하는 원인은 노화뿐인가요?

필자 : 철야나 수면 부족 등이 계속되면 면역력이 저하합니다. 그래서 암은 면역학에서 말한다면 당신이 무리하기 때문이라고 말할 수도 있는 것입니다. 니가타대학의 세계적인 면역학자 아보 도오루[安保徹] 교수는 암의 원인은 과로, 과노동이니까 그런 생활 습관을 고쳐야 한다고 말합니다.

우리들의 몸은 매일매일 세포가 새로운 것으로 바뀌고 있습니다. 그 수는 대략 1일 1조 개가 리뉴얼renewal되고 있다는 계산도 있습니다. 전체로 60조 개이니까 그 계산대로 하면 60일 만에 당신 몸은 몽땅

대체되는 것입니다. 나이가 들어 속도가 떨어진다 해도 두 배인 120일 에는 새로워집니다. 그러나 복제가 안 되는 것이 두 가지 있습니다. 그것은 심장과 치아입니다. 이것은 영구 세포라고 하며 분열하지 않 습니다. 그러니까 이 두 곳에는 암이 안 생긴다고 할 것입니다. 그리 고 이 세포의 변화는 1일 중 어느 시간대에 일어나는가 하면 수면 중 입니다. 그러므로 수면 시간까지 줄여서 무리에 무리를 계속하면 면 역력이 저하하여 암세포를 억제하지 못하게 되는 것입니다.

A : 그렇군요. 암은 생활 습관병의 하나이고, 무리하면 안 된다는 것 이군요. 그러면 암이 되기 쉬운 일이라는 것도 있지 않겠습니까?

필자 : 실은 어느 생명 보험 회사가 50만 명을 53가지 일로 나누어 어 떤 일이 암이 되기 쉬운가를 조사한 기록이 있습니다(그림9). 무어라고 생각하나요? 실은 매스컴 관계입니다. 고故 이즈미 마사타카[逸見政孝] 아나운서의 암 등이 그 전형으로, 성실하고 과도한 업무의 결과라고 생각합니다. 그 밖에도 심야 방송의 디스크자키로 인기가 있던 도이 마사루 씨(58세), 전 NHK 해설 위원 고하마 이진[小浜維人] 씨(64세), 고 이즈미 아나운서와 같은 직장에서 일본인 우주 비행사 제1호가 된 아 키야마 유타카[秋山豊寛] 씨는 1주간, 100km 상공에서 지구를 바라보고 있는 동안에, 인간 세계에 내려와서는 TBS를 그만두고, 후쿠시마 현 에서 농업을 시작했습니다. 지금은 농민 대표로서 좋은 얼굴을 하고 있지요. 시간에 쫓기는 나날을 그렇게 고쳐 봄으로써 인생을 다시 시 작했다고 생각합니다. 몇 살이 되어도 다시 시작할 수 있다, 그렇게 생

각지 않습니까?

A : 최근 화제인 활성 산소와의 관계는요?

필자 : 활성 산소가 세포에 들어가서 노화 세포핵에 가면 암화癌化 (carcinogenesis. 정상 세포가 암세포로 변화하는 현상)로 생각하는 게 좋습니다. 그 활성 산소를 없애는 것이 '항산화 물질'로 비타민 C라던가 비타민 E 등입니다. 활성 산소를 '졌지, 항복했지.' 하고 없애 주는 것입니다.

면역의 힘은 마음과 큰 관계가 있습니다. 활기찰 때는 감기가 안 들

구분	직종	배수
1	매스컴 관계 (방송 · 신문 · 출판 등)	2.63
2	교통 기관 승무원 (택시 기사 등)	2.47
3	금융 기관 직원 (은행 · 신용금고 · 증권회사의 관리직)	2.34
4	상사 맨 · 외근 영업직	2.15
5	생산 공장 관리직	2.03
6	건설회사 현장 관리직	1.98
7	연구 개발 부문의 기술직	1.67
8	중소기업 경영자	1.59
9	초 · 중학교 교사	1.53
10	컴퓨터 · OA 기기 업계의 관리직	1.48
11	전력 · 가스 · 통신 회사 관리직	1.46
12	백화점 · 대형 마트 관리직	1.44
13	개인 상점 주인	1.44
14	지방 공무원 (교직원을 제외한 지자체 직원)	1.38
15	국가 자격 시험 합격자의 자유업 (변호사 · 공인회계사 · 법무사 · 세무사 등)	1.35

그림 9. 암에 걸리기 쉬운 직종

* 일반의 암 사망자 발생률을 1로 했을 때 얼마만큼 높은가를 배수로 비교

지만 기가 쇠약하면 감기가 들었다는 경험은 누구나 있지요. 자기에게 중요한 분의 돌연한 부고를 들은 충격으로 반 년, 1년 후에 '뒤따라가는 암'이라는 것도 같은 것입니다.

A : 그러면 NK 세포를 활성화하면 건강하게 장수하고 암에도 잘 안 걸린다는 것이 되는군요.

필자 : 바로 그렇지요! 그것이 〈그림 7〉에 소개한 NK 세포를 활성화하는 방법의 일부입니다. 건강법에는 여러 가지가 있으니 100명에게 다 맞는 건강법은 없습니다. 예컨대 사우나 건강법이라는 것도 사우나가 즐거운 사람은 NK 세포가 많아지지만, 싫은 사람은 안 많아집니다. 그 건강법이 자기에게 맞는가, 아닌가는 그것을 즐기는가, 아닌가에 있습니다. 좋아하니까 오래 계속할 수 있지요.

지금부터 1만 년 전에 지구는 세 가지 농업 형태로 나누어졌습니다. 우리들 온대에 사는 사람은 곡류와 콩, 남쪽은 감자류, 그리고 북쪽은 낙농과 밀이었습니다. 우리들 조상은 몇 번이나 기근을 체험하고 기근에 강한, 적은 칼로리와 지방으로 살 수 있는 기근 내성 유전자를 갖게 되었습니다. 백인은 유제품을 갖고 있으므로 이 유전자는 없습니다. 적은 지방, 적은 칼로리로 살 수 있는 우리들의 몸에 고칼로리, 고지방이 매일 들어오면 어떻게 됩니까? 일본에서 하와이로 이민가서 30년이면, 당뇨병이 세 배라는 것은 그런 이유인 것이지요.

제8장

하 하 하 웃 음 건 강 법 암은 낫는다.
말기 암도 낫는다

암 투병자의 천백 인 집회

●●● 당신이 지금 암이라고 선고되면 어떻게 하겠습니까? 그것도 늦어 버린 진행 암이라면 어찌하겠습니까?

전술한 대로 두 사람 중 하나가 암에 걸리고 그 다음에 셋 중 한 명이 암으로 죽는다는 시대입니다. 그중에서도 유방암, 전립선암, 대장암은 증가 일로입니다. 반대로 미국에서는 늘어만 가던 암 발생이 줄어들고 있습니다. 왜 일본에서는 암이 줄지 않을까요? 모든 암을 기록하고 있는 오사카의 암 등록 데이터에서는 이 30년간 진행 암의 성적은 조금도 좋아지지 않았습니다. 조기 암이 재발하여 근치되지 않는 진행 암으로 변하는 것은 치료 후에도 그 생활 습관을 바꾸지 않기 때문입니다. 병 덩어리로 인생을 보내고 있는 작가 이츠키 히로유키[五木寛之] 씨는 '병에 완치 없다.' 라는 것이 실감난다고 서술하고 있습니다. 예컨대 '요통'으로 고통 받고 있는 사람은 전국에 많이 있으나 완치하여 전혀 걱정 없다고 하는 사람은 얼마나 있을까요. 고치는 것이 아니고 '다스린다.' 일시적으로 다스렸을 뿐 약간 무리를 하면 되살아나는 것이 진실이 아닐까요. 그와 같이 '암과의 공생共生'은 가능한 것입니다. 그 포인트가 치료보다 양생養生입니다. 암은 백인백색이라는 말이 있듯이 여러 가지 타입이 있습니다. 이른바 암 연령이라고 하는 중장년에 많은 암은 생활 습관병의 대표 선수인 것입니다. 면역학의 연구에서 '암은 당신의 무리가 겹쳐서 난 병'이라는 것을 알고 있습니다.

말기 암이 좋아졌다. 그런 운이 좋은 사람이 더러는 있겠지만, 겨우 한두 사람이겠지요. 그렇게 생각하고 있는 당신! 그런 사람을 100명 이상 모으면 말기라도 암은 좋아집니다. 할 일을 하면 건강해진다는 것을 믿습니까?

2003년 4월 19일~20일, 도쿄 도 쵸후[調布] 시의 NTT 연수 센터에 말기 암에서 생환한 124명과 고치고 싶은 천이백 명의 암 투병자가 한 자리에 모여 그 체험기를 듣는 모임인 '제1회 천백 인 집회'가 이틀간에 걸쳐서 개최되었습니다(사진 5). 말기 암, 전이가 있는 진행 암이라도 좋아진 사람이 많이 있습니다. 그런 사람의 체험담을 듣고 싶다고 하는 암 투병자에게 꿈과 같은 모임이었습니다. 물론 세계에서 처음이었습니다.

이렇게도 밝고 투명하게 암을 말하는 회합의 기획자는 바로 전

NHK의 연출가로 현재는 요코하마에 있는 NPO 법인 '암 환자학 연구소' 대표 가와타케 후미오[川竹文夫] 씨(60세)입니다. 물론 그 본인도 암 투병자로 16년 전에 한쪽 신장을 적출摘出했습니다. 그는 자기의 체험에서 진행 암, 전이가 있는 말기 암에서 좋아진 사람들 여럿을 모은 '사람은 왜 낫는 것인가.' 라는 프로를 1993년에 교육방송에서 방영하였습니다. 이것은 교육방송이 시작된 후의 최고의 시청률이었습니다. 현재에도 이 프로는 그에게 부탁하면 2천 엔에 빌려주는데, 13년 된 지금도 결코 옛날이야기라고 할 수 없습니다.

그전에는 암은 낫지 않는다, 진행 암이 되면 끝이라는 것이 상식이었습니다. 과거형으로 쓰는 것은 그것이 잘못이라는 것을 알았기 때

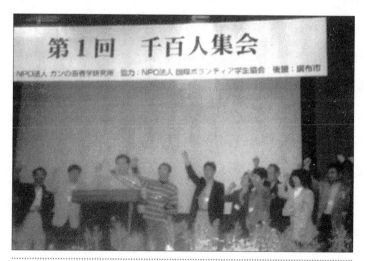

사진 5. 제1회 천백 인 집회 (주최 : NPO 법인 암의 환자학 연구소, 협력 : NPO 법인 국제 자원 봉사
학생 협회, 후원 : 쵸후 시)

문입니다. 그래도 지금 이 책을 읽고 있는 당신도 그 한 사람인지 모르겠지요. 그러나 진행 암, 말기 암에서 생환했다는 사람들이 100명 이상이나 있어 암은 할 일만 하면 공존할 수 있다는 것을 가르쳐 준 것이 이 집회였습니다. 전국 각지에서 점심을 싸 가지고 모인 암 생환자 124명이 차례로 단상에 올라가 '나는 이제 틀렸다고 의사로부터 작별 악수를 받았으나 지금은 이렇게 건강합니다.' 라는 식으로 웃는 얼굴로 말하는 것입니다.

암은 원인 불명은 아닙니다. 48쪽의 〈그림 6〉으로 생각해 봅시다. 파도 위에 나와 있는 부분이 암입니다. 이만큼이나 절제切除했어도 그 아래의 원인이 그대로라면 또 재발합니다. 암은 생활 습관병의 대표입니다. 수면 아래의 원인을 3등분하면 위의 3분의 1이 라이프스타일입니다. 과로, 밤샘, 불규칙한 생활로 암에 대한 면역력이 저하되는 것입니다. 전술한 대로 국제적 면역학자 아보 도오루 선생은 암은 무리와 과로가 겹쳐서 된 병이라고 설명합니다. 특히 과로, 교감 신경 과잉 긴장 상태가 오래 계속되면 면역력이 극단적으로 저하되어 억제할 수 없게 된다는 것입니다. 그러므로 암세포만을 제거해도 전과 같은 생활을 하고 있으면 재발하는 것은 당연한 것입니다. 예컨대 암은 당신의 아들이 엇나가는 것과 같습니다. '너 같은 것 나가라.'고 하면 반항하여 양쪽이 상처받습니다. 그보다 '네 의견도 안 듣고 미안하다. 나도 고칠 터이니 너도 고쳐라.' 라고 하면 원만하게 해결됩니다. 그런 생활은 그만하라는 메시지이지요.

말기 암과 함께 사는 사람들

●●● 2003년 4월 19일 토요일, 천백 인 집회의 첫째 날. 벚꽃이 바람에 흩날리는 토요일 쵸후 시의 NTT 연수 센터의 1,000명 수용의 메인 홀에 참가자가 속속 모여들었습니다. 넘쳐난 200명은 별관에서 TV 중계를 보며 참가하였습니다. 암은 100명의 생환자가 있으면 그만한 수의 치료법이 있습니다. 그리고 이 집회는 결코 종교 색채가 없습니다. 암 환자학 연구소장 가와타케 씨의 인사에 이미 핑크색의 장미를 가슴에 당당히 단 생환자들이 '전이가 있어도 좋아진 사람', '수술을 하지 않은 사람' 등등 테마별로 10여 명씩 불려서 웃는 얼굴로 단상에 올라가 한 말씀씩 합니다.

99% 살아날 수 없다고 선고받은 말기 위암에서 생환한 분은 침구사입니다. 자기의 치료법이 진짜인지 아닌지를 확인할 기회로 생각하

여 자기 병을 자기가 고친다고 결심하고 침구鍼灸에 의한 치료와 더불어 현미 채식과 일상생활을 개선해서 생환하였다고 합니다. 3기 대장암을 자가제自家製의 건강식품으로 고쳤다는 식으로 투병 경과를 말하면 집회장에서는 몇 번이나 '호오—' 하는 감탄의 함성이 있었고, 그 말 한마디 한마디에 모두가 감동하고 있었습니다.

여명餘命 6개월이라고 선고받은 약사는 아직 6개월을 살 수 있다고 깨닫고 그때까지의 생활을 일변시켜 모든 인간관계나 역할 등 세상 인연을 일소했습니다. 요리 교실에 다니며 자기만의 독특한 식사 요법을 시작하여 발병에서 7년이 지나자 완전히 건강해져 새로운 인생을 시작했습니다. 3년이 지날 즈음부터, 3개월 후에 투병기 강연을 해 달라는 의뢰에 대하여 '그때까지 살지 어떨지 자신이 없으니 1개월 후라면 약속하겠다.' 하였고 그 후 전국에서 체험담을 발표하는 충실한 매일을 보내고 있다고 하였습니다.

첫날은 생환자의 반을 소개하고 신장암에서 생환한 테라야마 신이치[寺山心一] 할아버지가 자랑하는 첼로로 「벚꽃 벚꽃」을 연주했습니다. 그 후에는 '백 가지의 고치는 법'이라는 제목 하에 분과회를 개최, 생환자 4~5명에 대하여 암 투병자(좀 미화해서 말하면 cancer fighter)가 30~40명 모여서 질의응답을 거듭했습니다. 이 사람들의 공통점은 이제까지의 생활 습관을 근본적으로 바꾸어 '고친다'는 확고한 신념으로 자기가 선택한 대체 요법(서양 의학의 3대 요법 이외)을 관철하는 것입니다. 편하게 고치려는 사람은 아무도 없습니다. 물론 몇 번이나 흔들

리기도 했지만 '한 번 결심했으면 앞을 향해 돌진할 뿐'이라는 말에서
실천자의 강한 의지를 느꼈습니다.

4월 20일 일요일. 전날과 달리 차가운 비가 오는 중에 전날과 같이
많은 사람이 분과회에 모여, 그 열기는 비 같은 것에 개의치 않는 기세
였습니다. 이것으로 어떻게 고친다는 실마리를 잡고 그것을 좀더 확
인하고자 하는 사람뿐이었습니다. 가와타케 대표는 상담회에서 '왜
하고자 안 하느냐, 안 될 이유만 늘어놓고 정말 고치고 싶은가?' 라고
날카롭게 지도하고 있었습니다. 같은 증세의 사람은 모여라 하는 식
으로 '백혈병은 이쪽', '난소암은 없습니까?' 등의 외침이 엇갈립니
다. 나는 '당신은 어디가 나쁜가?' 라고 물음에 '아니 별로.'라며 매우
위축된다는 생각을 했습니다. 건강한 사람은 있으면 안 되겠다는 느
낌으로 두 번째 물음에는 이렇게 답했습니다. '입이 나쁘다.'

둘째 날은 이 모임의 또 하나의 목적인 동호회 만들기의 둘레가 점
점 넓어져 갔습니다. 무너질 듯할 때에 서로 버티어 주는 동병자가 투
병 생활에는 빠질 수 없으며 가족의 정도 물론 중요합니다. 가족이 같
이 참가하여 이야기를 들음으로써 암은 못 고친다는 나쁜 선입관을
일소할 수 있는 것입니다. 오키나와[沖繩]에서 참가한 골骨 전이轉移도
있는 전립선암 환자는 '암울한 건강인보다 명랑한 암 환자가 되고자
결심했습니다.' 라고 말했습니다.

그런데 그 '제1회 천백 인 집회(사진5)'의 대단한 뒷이야기를 하겠
습니다. 그것을 알면 더욱더 이 행사가 베를린의 동서독이 무너진 정

도의, 암 치료 역사에 남을 사건이었음을 알게 됩니다. NPO 암 환자
학 연구소 대표의 가와타케 씨가 걱정한 것은 무엇이라 해도 100명이
라는 수였습니다. 흔히 의학회에서는 하나나 둘인 희귀한 경우만이
증례 보고자는 이름으로 나오는 것입니다. 100이라는 비상식의 수가
아니면 암은 고칠 수 없다는 주박呪縛(주술의 힘으로 움직이지 못하게 함.
또는 심리적으로 사람의 마음의 자유를 잃게 하는 일)을 받은 사람들은 구해
낼 수 없다는 강한 생각이 그에게는 있었습니다. 어디에 가나 '100명?
그런 수를 모으는 것은 불가능하다. 망상이다.'라고 말하고 있었습니
다. 10명만 모아도 엄청나다. 20명 모으면 내가 머리를 숙이겠다는 의
사도 있을 정도로 의사 사이에서도 말기 암에서 생환한 사람과 만나는
것은 일생에 그렇게 드문 일이라는 것이 상식이었습니다.

●●● 실제로 개최 2개월 전인 2월 초에는 '고친 사람'의 참가자 수는 30명 정도밖에 안 되었습니다. 종래의 암의 3대 요법을 기반으로 침이나 한방 등으로 6년 후 직장 복귀를 한 사람을 소개해 준 의사도 있었습니다. '우리들 편에서 보면 기적입니다.'라는 논평까지 하며 소개해 준 의사도 있었습니다만 6년간 재발로 인해 수술을 몇 번이나 되풀이하고 지금도 항암제를 쓰면서 직장에 복귀하고 있는 것입니다. 그것은 그런 대로 대단한 일이라고 생각하지만 '천백 인 집회'가 생각하는 '고친 사람'이라는 이미지와는 멀다는 이유로 대단히 실례지만 거절했다고 합니다. '고친 사람'을 소개해 달라고 부탁하고 거절하다니……. 저는 질책도 많이 있어 거절하는 전화를 하고 있던 사람 중 한 사람은 그 스트레스로 돌연성 난청이 될 정도였습니다.

그만큼 '고쳤다'는 상태를 엄밀하게 선택했다고 말하는 것은 '고쳤다'고는 하지만 그 상태가 하늘과 땅만큼 틀리는 것입니다. 참가자의 감상感想에 이런 것이 있었습니다. 'S씨는 서양 의학으로 생존한 사람인데도 최근에도 재발과 전이를 거듭하고, 인공 항문·인공 방광으로 장절壯絶한 인상을 받았습니다. 그에 대하여 암은 자기가 만든 병, 그런 생활을 고치라는 통고라고 받아들여 수술 후 생활 습관을 개선하고 자기도 할 수 있는 자조 요법自助療法을 한 결과, 인공 항문이나 인공 방광이라도, 암에 걸리기 전보다 더 건강해진 분에게는 처절한 인상은 티끌만치도 없습니다. 실로 명랑하고 당당하게 지낸다.' 같은 '나았다'고 해도 이렇게 다른 것입니다.

또 당일에 부득이한 사정으로 오지 못한 사람도 있어서 개최할 때에 '정작은 100명 예정이었으나 유감스럽게도 오늘은 83명입니다.' 라고 토를 다는 것은 안 됐다고 생각했으니, 그날은 어떻게 항상 엄숙한 얼굴을 하고 있던 그 가와타케 대표가 만면에 웃음을 띠고 '간판에 잘못이 있습니다. 100명이라고 하면서 실은 124명이나 와 주었습니다.' 라고 인사말을 했던 것입니다.

●●● 역시 낫기 위해서는 나은 사람들이 많은 곳에 가지 않으면 안 됩니다. 차례차례로 이래도 그래도 되느냐고 고친 사람이 끊임없이 단상에 올라가게 됩니다. 그러면 보고 있는 천이백 명의 암투병자들은 '나도 낫는다.' '꼭 낫는다.'라는 분위기가 되는 것입니다. 100명 중 몇 사람이 등단한 것만으로도 벌써 울고 있는 사람이 몇 명 있었고, 몇 사람과 얼굴을 보아 가며 박수를 치며 놀람과 동시에 나은 사람의 말에 함께 머리를 끄덕이거나 같이 웃거나 하는 광경이 여기저기에서 보였습니다.

치유된 100명 안에 들어가느냐 여부의 자격 판정을 위해 써 받은 질문서를 보고 있으면, 그런 말을 이쪽에서 한 바도 없는데 8할을 넘는 사람들이 현미 채식이었습니다. 게다가 요가나 기공 등의 자연 요법을 몇 가지씩 하고 있었습니다. 반대로 서양 의학 일변도의 모임에는 현미 채식하는 사람은 거의 없었던 것입니다. 또 암이라고 진단된 초기에는 어딘가에 좋은 약이나 좋은 병원이라든가 정보를 필사적으로 구하려고 합니다. 그래도 이것은 진시황제가 불로장수의 약을 구하고자 한 것과 같아서 파랑새는 없습니다. 가와타케 대표에 의하면, 그래서 실패한 사람을 많이 보아서 잘 알지만 언제까지나 무언가 좋은 것을 찾고 뒤지며 두리번거리는 자세가 잘 안 되는 최대의 이유이며, 잘되어 가는 사람의 특징은 '이렇게 하자' 라는 뚜렷한 의사意思에 각오를 한 사람들입니다. 누구나 처음에는 고뇌 속에 빠져 흔들립니다. 그러나 어디선가 결단하고 어떤 치료법에 기대하는 신념이라는 것이 필요합니다.

그와 같은 것으로 어디가 암인가에 신경 쓰고 있는 사람은 아직 초심자입니다. 그러는 중에 고치기 위해서는 어떤 암이라도 할 일은 같다는 것을 알게 됩니다. 그것은 암은 당신의 나쁜 생활 습관이 낳은 것이므로 모든 라이프스타일을 다시 보라는 메시지로 받아들이는 것입니다. 예를 들어 말하자면, 콧등에 여드름이 났을 때 그것을 터뜨리면 또 다른 곳에 나오지요. 중요한 것은 생활 태도를 고치는 것이겠지요. 초콜릿이나 땅콩, 단것을 덜 먹든지 변통이 잘되도록 하여 식물 섬유가 많은 것을 먹도록 하든가 세수를 잘하든가 하는 것이 중요하며, 환부에만 신경을 쓰고 있어서는 낫지 않는 것입니다. 여드름이 콧등에 나거나 등판에 나거나 해야 할 일은 같습니다.

사회자가, "이분은 앞으로 3개월 남았다고 선고를 받았는데도 벌써 6년 동안이나 건강했습니다."라는 소개에 따라 암을 고친 124명이 차례로 등단하여 한 시간 이상에 걸쳐 한 말씀씩 합니다. 집회장에서는 끊이지 않는 박수가 울렸습니다. 그 후 참가자 전원이 스물여섯 개의 작은 방에 나뉘어져 체험담을 들었습니다. 각 방에 고친 사람 4명이 한 시간입니다. 그리고 또 다음 방으로 옮기면서 거의 전원의 실 체험담을 들을 수 있고, 자기가 지니고 있던 의문도 바로 알 수 있는, 절대로 병원에서는 할 수 없는 체험이었습니다.

그리고 다음날 마지막에는 암을 고치고 싶은 천이백 명 중에서 자청하여 결의 표명을 하는 사람들이 단상에 등장했습니다. "A입니다. 오늘부터 좋은 며느리, 좋은 마누라를 그만두고 생긴 대로 내 마음속의 울림대로 바르게 살고자 합니다."라는 식의 사람이 나오면 집회장의 천삼백 명한테서 함성이 터져 나옵니다. "다음번 천백 인 집회에는 100명 속에 꼭 들어가겠습니다." "여명 3개월이라고 했습니다. 3개월 내에 고치고자 합니다."라고 하니 웃음과 같이 박수 소리가 터져 나왔습니다. "내일부터 무균실에서 항암제 치료를 개시할 예정이었으나 안 하겠습니다." 이런 결의 표명도 있었습니다. 인생은 모두 자기가 선택해서 자기가 결정합니다. 그 위에 자기 책임입니다. 자기가 선택한 길이니까 결과가 어떻든 확실히 받아들이겠다는 강한 결의가 표명되었습니다.

"암아, 조용해라." 하며 달래는 사람, "이번 이 이야기를 듣고 자신의 어리석음을 잘 알았습니다. 오늘부터는 바꾸겠습니다. '암아, 고맙다'고 말하고 싶습니다."라고 말하는 사람도 있었습니다. 그리고"A씨는 낫는다, 낫는다, 나았다! 축하합니다."라는 응원의 고함소리가 집회장 가득히 울려 퍼져 박수가 이어졌습니다. 그 결의 표명이 한시간 이상 계속되고 전날과는 확 달라진 밝고 웃는 얼굴이 집회장 전체에 넘쳐 있습니다.

전술한 바와 같이 『당신이 바뀌는 입버릇의 마술』이라는 책을 낸 의학박사 사토 도미오 씨에 의하면, 자율 신경은 자기가 생각하는 대로 되는 신경으로 '이것을 먹으면 살이 찌지요.' 라든가 '인생이란 생각대로 되지 않는 거지요.' 라고 말하는 사람은 보기 좋게 그렇게 되며 '고맙습니다.' 를 입버릇처럼 연발하는 사람은 감사에 찬 인생이 됩니다. 또 자율 신경은 과거, 현재, 미래의 구별을 하지 못하는 성질이 있습니다. 그러므로 옛날에 분했던 일을 생각하면 지금도 화가 난다는 것입니다. 또 미래의 즐거운 상황을 예상하는 것만으로도 가슴이 뛰는 즐거운 기분이 됩니다. 그래서 '낫는다, 낫는다, 나았다!'라고 말하면 몸은 나았다고 생각하고 마침내 그것을 실현해 버린다는 것입니다. 사카무라 아라타미[坂村新民] 선생의 말씀에 '염원念願하면 꽃이 된다.' 라는 유명한 구절이 있는데, 바로 이것도 그와 같습니다.

그리고 자율 신경은 남과 나의 구별이 되지 않는다는 특징도 있습니다. 'ㅇㅇ씨는 낫는다.' 라고 천삼백 명이 소리 내어 말하면, 그것은 ㅇㅇ씨만이 아니고 말한 사람 전부에게 그것이 실현된다는 것입니다.

그리고 체험이 뒷받침된 말의 힘이 얼마나 굉장한 것인가를 실감했습니다. 보통 사람이 천삼백 명에게서 한 소리로 '나았다, 나았다, 축하합니다.'라는 축복의 소리를 듣는다는 것은 일생을 통해 우선 받기 어려운 굉장한 체험입니다. 이 대단한 행사에 참가한 의사는 나를 포함해 몇 사람도 안 되었습니다. 그래도 엄청난 것을 환자에게서 배웠습니다. '고치는 것은 의사가 아니다. 고치는 힘은 모두 자신 안에 있다.' 그것을 알게 된 사람부터 나아 간다는 것을 알았습니다. 가와타케 씨는 때를 보아 또 한 번, 이번에는 '1만 천2백 인 집회'를 하고 싶다고 말했습니다. "고친 사람이 천 명, 고치고 싶은 사람이 만 명, 그리고 이백 명은 서양 의학의 의사가 와 주기 바란다. 이제부터는 의사가 환자에게서 배우는 시대라고 생각하니까."라고 말했습니다. 동감합니다.

마음이 바뀌면
몸이 바뀐다

●●● WHO(세계보건기구)가 3년쯤 전부터 건강의 정의로서 '육체적, 정신적, 사회적 건강'이라는 종래의 정의에 더하여 영靈적인 spiritual 건강이라는 것을 말하기 시작해, 일본의 후생 노동성이 이 용어의 번역에 곤란을 받고 있습니다. 'spirit은 영혼, 그 형용사는 spiritual, 영적 건강이란 무엇인가?'라는 것입니다. 인간의 제일 깊은 곳에는 혼spirit이 있고 그 밖에는 마인드(기분, 마음)가 있고 제일 바깥에는 몸body이 있습니다. 몸은 그 옛날 공타空陀라던가 공혼空魂이라는 글자를 썼다고 합니다. 흙으로 인형을 만들고 코로부터 생명의 숨을 불어넣었다는 것으로 되어 있습니다.

그리고 그 몸의 수리만 하고 있는 것이 서양 의학, 그것이 안 될 때는 장기를 바꾸거나 하며 그 장기 이식이 의학의 진보라고 하는 것입니다. 그래도 인간은 마음이 바뀌면 몸이 바뀝니다. 그 옛날 에도시대에 『양생훈養生訓』을 쓴 가이바라 에키켄[貝原益軒]은 그 저서 중에 '마음은 몸의 주인이라.'고 썼습니다. 모두가 알아차린 것은 같은 것이지요.

나고야의 쌍둥이 고故 김씨金氏, 은씨銀氏도 100세에서 다시 젊어졌습니다. 사람은 마음 갖기에 달렸습니다. 병기病氣라는 글씨는 '기氣가 병病든다.'라고 씁니다. 암 검진의 결과가 나빴다는 말을 듣는 순간 힘이 빠져 주저앉는 것도 바로 이것입니다. 듣기 전과 들은 후에 무언가 몸이 변했습니까. 몸은 같지만 마음이 병 난 것입니다. 여기서 알았습니다. 혼이 부르르 떨릴 정도의 감동, 이것이 'spiritual'입니다. 무리하며 번역할 것도 없습니다. 치매의 처음 증상은 건망증이 아닙니다. 감동이 없어지는 것입니다.

그러므로 젊었어도 무감동, 무관심이라 해서 치매 같은 청년도 있습니다. 금년 86세의 현역 여배우 모리 미츠코[森光子] 씨나 고故 미우라 게이조우[三浦敬三] 씨(최고령 스키 선수)에게 나이는 느끼지 않겠지요. 감동하는 마음은 꽃과 같이 쉬지 않고 물을 주지 않으면 시들어 버립니다. 그래서 언제나 울렁울렁, 두근두근, 이것이 중요합니다. 그래도 언제나 울렁울렁은 심장에 나쁘니까 때때로 두근두근으로 합시다. 그러면 되겠지요.

이 '천백 인 집회'의 최후의 그랜드 피날레의 결의 표명 물결은 참으로 혼백을 흔드는 체험이었습니다. 귀로에 가와타케 대표에게 나는 말했습니다. "가와타케 선생은 이 천백 인 집회를 하기 위해 암에 걸렸었군요."라고. 그랬더니 가와타케 씨도 다시 암이 되어 잘됐다, 즐거웠다고 했습니다. 어떤 것에서도 의미를 가질 수 있는 그것이 인간의 위대한 점이라고 생각합니다.

●●● 이제부터는 암을 고친 100명 중에서 개인적으로 잘 아는 사람을 소개하겠습니다.

후쿠오카의 M씨(여성 60세. 사진6). 고故 이즈미 아나운서와 같은 스킬스성 위암 4기(말기)로 1998년 암이라 진단되어 수술, 2000년 여름에는 암 환자 200명의 후지산 등산에도 참가하여 정상에 올랐습니다. 수술하여 위도 비장도 담낭도 없습니다. 하는 일은 현미 채식, 워킹, 물을 1일 3리터 이상 마시고 있습니다. 5년 경과 기념으로 2003년 12월에는 호놀룰루 마라톤을 완주했습니다. '서두르지 않는다. 안달하지 않는다. 허둥대지 않는다. 단념하지 않는다.'를 좌우명으로 일이나 등산 등 한 가지에 집중하고 있습니다. 2004년 4월에는 암 환자들의 자조 요법自助療法의 모임 '푸른잎회'를 후쿠오카에 만들어 활동하고 있습니다. 낫겠다는 집념은 대단합니다.

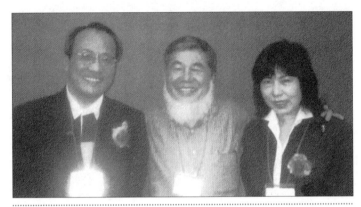

사진 6. 사진을 향해서 오른쪽이 M씨, 가운데가 필자

악성 폐암에서
생긴
'생명의 만담'

●●● 도쿄의 H씨(남성 52세)는 폐암 중에서도 가장 악성인 소세
포성小細胞性 폐암입니다. 국립암센터에서 '3년 생존율이 5%, 5년 생
존율은 숫자가 없습니다.' 라고 한 지 10년째. 액년厄年인 42세일 때 신
규 사업으로 불면불휴, 과로한 결과 이 암이 되어 수술했습니다. 그 후
시스플라틴cisplatin이라는 항암제 치료를 받고, 팔뚝은 어깨 끝부터,
발은 발목부터 마비되고 신장은 투석 직전 상태입니다. 학생 때 만담
연구회를 해서 사회인 만담 협회 이사이므로 취미인 만담은 준전문가
입니다. 그래서 자기의 투병 체험을 천백 인 집회 때 '병원 일기'라는
제목으로 발표했습니다. 이런 것이었습니다.

수술한 날 밤, 개흉 수술이니까 숨 쉴 때마다 상처가 아픕니다. 그

때마다 간호사에게 간호 요청을 합니다. 처음에는 괜찮으나 대여섯 번 계속되면 외과의 간호사는 거칠어집니다. '또 H씨, 아프다, 아프다 하지 말고 한 군데쯤 안 아픈 데는 없나요.' '있어요. 당신과 같이 있 기 싫다.' (일본어로 '아프지 않다' 와 '함께 있고 싶지 않다.' 는 '이타쿠 나이いた くない' 로 표음이 같음)

　그렇게 뱃속 밑바닥에서 웃어 본 것은 암이 되어 처음……. 울고 웃고 바빴었지만 즐거웠다고 하는 많은 감상을 보내 왔습니다.

　그는 2005년 1월에 '생명의 만담' 이라고 하여 녹음한 CD를 첨가 한 책을 문예춘추에서 출판했습니다. 울리고 웃기고, 그가 아니면 못 쓸 걸작 신작 만담입니다. 2005년 12월에 회사를 퇴직하고 지금은 암 환자 지원 사업으로 텔레비전에 출연도 하고 각지에 초청되어 강연도 하고 있으며, 매년 9월에는 암 환자나 그 가족을 초대하여 도쿄의 후 카가와 에도[深川江戶] 자료관에서 '생명에 감사의 만담회'를 하고 있 습니다. 그곳에 가는 것을 연중 최대의 목표로 하고 있다는 투병자들 도 많이 있습니다. 끝난 후에는 많은 분이 성원을 보내서 암 환자들이 웃음으로 이어지는 만담이 되었습니다. 그는 '여러분의 NK 세포가 활성화한 이상으로 자신의 면역력도 높아졌습니다.' 라고 말하고 있었 습니다.

●●● 나고야의 이토 이사무[伊藤勇] 선생(남성 75세. 사진7)은 전립선암이 전신의 뼈와 간장에 전이, 5기(말기)로 여명 3개월이라 했는데 10년이 지났습니다. 검진 결과를 들으러 가서 돌연 말기 암을 선고받았습니다. 의사로부터 '입원 안 해도 좋다.' 고 하는 말에 크게 기뻐하고 있는데 '수술도 항암제도 3대 요법도 소용없다. 앞으로 3개월이니까 호스피스hospice다.' 라는 말이었습니다. 당시 100명의 종업원을 거느리고 40년 걸려 이룬 회사의 사장이었으므로 고지告知받은 날은 간부회의 날로, 가까운 공원에서 하염없이 울고 신문으로 얼굴을 가린 기억이 있습니다. 2개월에 걸려 공적, 사적 신변을 정리하니 참으로 편해졌습니다. 그리고 회사를 남에게 넘기고 계명戒名도 만들고 덤으로 사는 인생이니까 하며 진통제를 쓰면서 현미 채식만으로 이제껏

못했던 일을 많이 했습니다. 물론 언제 검사해도 몸속의 암이 있다니까 이제 길들어 버렸습니다.

점점 즐거운 일을 힘껏 해서, 덤 인생을 만끽하고 있던 7년째 급하게 체중이 줄고 허리의 통증과 빈혈, 원인 불명의 발열로 긴급 입원, 원인 불명인 채로 의식 불명. 어떻게 깨어나서 검사 결과, 어쩌면 어디를 찾아보아도 암은 없습니다. 없어졌습니다. 의사는, "이상하다, 이상하다, 그래도 정말 없네……?!"라며 고개를 갸웃거렸습니다. '암아, 점잖게 가만히 있어.'라고 달래며 쾌면快眠, 쾌식快食, 쾌변快便에 힘쓰고 오늘이라는 날은 두 번 다시 안 온다고 생각하며 '고맙습니다.'의 감사하는 마음으로 살고 있습니다. 또 한 가지, 이토 선생이 한 일은 '좋아진다, 좋아진다, 반드시 좋아진다, 점점 좋아진다, 반드시 좋아진다.' 라는 말을 몇 번이나 몇 번이나 소리 높여 부른 것이었습니다. 그것을 종이에 써서 방 안의 눈에 띄는 곳에 가득 붙여 놓고 보는 대로 이것을 외는 것이었습니다.

그는 그 후 심장 판막증 수술도 했습니다. 수술 후에 폐경색을 일으켜 다 죽어 갔습니다. 그래도 어떻게 클리어clear해서 지금도 건강하게 매년 1월 마지막 일요일에 나고야의 오오스 연예장[大須演芸場]에서 열리는 일본 웃음 학회 중부 지부의 '신춘 웃음회'에는 반드시 와 주시는 웃음 학회 회원입니다. 일본 웃음 학회에 대하여는 나중에 또 말하겠습니다.

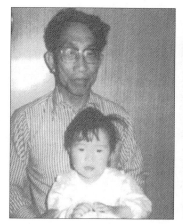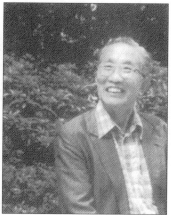

사진 7. 왼쪽이 7년 전, 오른쪽이 현재의 이토 이사무 씨. 같은 사람으로 보입니까?

나고야의 암 환자회는 건강 장수의 실천회

●●● 나고야에서 암 환자의 모임 '이즈미회'를 주최하고 있는 나카야마 다케시[中山武] 선생은 고故 이즈미 마사타카[逸見政孝] 아나운서와 같은 스킬스성 위암이라는 병으로 수술하고 무려 20년이 지났습니다(사진8). 그 '이즈미회'에서 사망하는 사람은 10년간 계속 1년에 5% 전후입니다. 회원들의 병명을 보면 전이가 있어 진행 암이라는 사람이 거의 전부이므로, 5%라는 숫자가 얼마나 대단한지 의료 기관 사람이라면 크게 놀라 버립니다. 이즈미회에 대하여는 나카야마 선생이 2004년 9월에 『말보다 증거의 암 극복술』에서 소개하여, 전술한 이토 선생의 일도 자세히 소개되어 있습니다. 이 모임에는 굉장한 사람이 많이 있습니다. 사이타마[埼玉] 현의 Y씨는 2004년 8월에 진행성 인두암咽頭癌이라 하여 바로 입원하여 수술하라고 했습니다. 그것도 턱의

가운데부터 암이 있는 오른쪽 턱을 완전히 절제하고 늑골과 그 언저리의 근육을 이식해야 하는 무시무시한 것이었습니다. 돌아가는 길에 '이즈미회'가 쓴 책을 입수하여 바로 모임에 참가했습니다. 자기보다도 증상이 나쁜 사람들이 건실하게 살고 있으며 그것도 전이가 있어도 항암제를 쓰지 않고 수술도 안 하고 고친 사람도 있었습니다. WHO에 의한 항암제가 유효했다는 정의는 종양의 크기가 2/1DL이 된 상태가 4주간 계속되면 효과가 있었다고 판정하며, 보통 사람이 생각하는 암의 소실과는 거리가 먼 내용이라는 것도 알았습니다. 자기의 병을 남에게만 맡겨서 내버려 두지 않고 자기가 배우고 좋아진 동

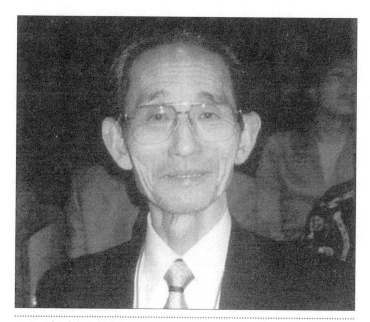

사진 8. '이즈미회'를 주재하는 나카야마 다케시 씨

병자를 보고 힘을 얻었다고 말하고 있습니다.

그러나 실제는 Y씨의 마음은 흔들렸습니다. 목구멍이 아프고 목소리도 이상해졌습니다. 의사에게 상담하면 '빨리 수술하라.' 는 같은 말뿐, 수술을 결단 못한 채로 입원하여 항암제 치료를 받는 순간, 3일째는 구역질, 구토, 식욕 저하, 백혈구가 줄고 간 기능도 악화되었습니다. 항암제는 무서웠고 마음은 계속 흔들렸습니다. 별일 없을 때는 수술 않겠다고 생각하다가도 이상이 생기면 버틸 힘이 없어집니다. 그래도 뒤에 알게 된 것이지만 항암제의 부작용으로 사고 능력이 이상해졌던 것입니다.

입원 중, 수술했기 때문에 임파 부종으로 다리가 탱탱하게 부은 사람이나 상처가 아물지 않아서 퇴원 못하는 사람도 보았습니다. 그런 것을 보고 있는 중에 수술을 안 하겠다고 확실히 결심하고 암과의 공생, 묘지까지 암을 가지고 가겠다고 결심했습니다. 가족도 본인의 굳은 결의에 이해를 하게 되었습니다.

누구나 몸의 어딘가에 나쁜 곳이 있어서 고통인 사람은 아픔을 견디면서 살고 있다는 것을 알게 되었습니다. 따라서 '이즈미회'의 동병자들과 즐겁게 대하고 있는 동안에 여러 가지 증상이 마음에 걸리지 않게 되었다고 합니다.

이즈미회는 나고야를 거점으로 하여 '암은 낫는다.'를 인사말로 기질, 체질을 바꾸기 위해 현미 채식을 중심으로 여러 가지 강연회 등도 개최하고 있습니다. 나도 강연을 하게 되었습니다.

●●● 또 TBS 텔레비전에서는 일요일 저녁 무렵 '보도 특집'이
라는 프로그램이 있는데 거기서 의료, 특히 암 의료를 중심으로 전 세
계에서 취해하고 있는 보도국 주간 세이토 미치오[齊藤道雄] 씨는 앞에
서 말한 나카야마 씨와 같은 해 10월에『희망의 암 치료』라는 책을 냈
습니다. 저널리스트라고 하는 객관적인 입장에서 잘 쓴 좋은 책이라
고 생각합니다.

이 밖에도 난소암 때문에 복수와 흉수가 고여 일시 심장 정지, 그
후 열 시간의 의식 불명에서 생환한 지 15년째라고 하는 K씨 등 대단
한 사람들이 많았습니다. 관심이 있는 분은 이 행사를 주도하는 NPO
암의 환자학 연구소에 문의하여 그곳에서 매월 발간하고 있는『생명
의 남새밭』을 구독하면 암과 어떻게 대응하느냐를 차츰 알 수 있을 것

으로 압니다.

미국에서는 1971년에 리처드 닉슨 대통령이 암과의 전쟁을 선전 포고하며, "이제부터 10년, 아니 늦어도 20년 이내에 암을 없애 보이 겠다. 암 치료에 다액의 예산을 투입하여 진행 암이라도 고치겠다. 암 은 이제 무섭지 않다는 시대가 오도록 한다."고 선언했습니다.

그리고 20년 후의 1990년, 대통령은 패배 선언을 한 것입니다. 이 이상 돈을 써도 진행한 암을 완치시킬 수는 없다. 그보다 암에 걸리 기 어려운 몸이 되는 방향으로 가지고 가라고 180도 방향 전환을 했 습니다.

2005년 5월 18일의 '뉴욕 타임스'의 사설에 다음과 같은 기사가 나왔습니다. '지방이 적은 식사를 하면 2기 이상의 유방암의 재발은 줄일 수 있다.' 현재의 일본인의 상식에서 보면 극히 당연한 것입니 다. 그와 같은 기사가 게재되었습니다. 이것이 실증주의의 '증거에 근 거한 의료evidence best medicine'입니다. 뉴욕 타임스는 의료계의 기 사는 그다지 다루지 않는 신문이므로 그 사설에 게재되었다는 것은 대단한 것이라고 세이토 선생은 강연에서 말하고 있었습니다.

●●● 항암제가 환자에게 효과가 있나 없나, 부작용의 우려는
없는가를 미리 예상되면 암 치료는 더 잘될 것이라고 생각지 않습니
까? 사람에 따라 약의 효과에 차이가 있는 것은 이제까지는 체질의
차이라고 했습니다만 실은 유전자의 차이라는 과학적 사실이 알려져
서 개인 개인에게 맞는 치료약을 선택하고자 하는 것이 맞춤order
made 의료입니다. 종래에는 '이 병에는 이 약'이라는 식으로 모두 같
은 규격의 옷을 입히고 거북해도, 헐렁헐렁해도 조금 참으라는 식의
의료였습니다. 그러나 맞춤 의료는 사이즈를 측정해서 꼭 맞는 좋은
옷을 제공하는 의료입니다. 그래서 일본 후생 노동성은 5년간에 걸쳐
200억 엔이라는 예산으로 30만 명의 환자의 40종류의 질병 유전자를
해석하는 프로젝트를 시작했습니다. 어떤 병은 어떤 유전자를 가진

쪽이 걸리기 쉬운가를 알게 되고 약의 효력도 유전자를 조사하면 미리 알게 된다는 것입니다. 서양의 데이터로는 안 됩니다. 그것은 일본인과 서양인은 유전자가 다르다는 것을 알았기 때문입니다. 서양의 식품을 일본인이 생식하면 유전자가 다르므로 병이 나는 것은 당연하지요.

제9장

음식을 바꾸면
인생이 바뀐다!

좀 더, 밥을 더!
식생활과 정자의 이상
계절의 것을, 그리고 전통식을!

좀 더, 밥을 더!

●●● 이렇게도 물건이 안 팔린다고, 소비가 감축되고 있는데도 반액 세일까지 해서 형편없이 많이 팔리는 식품이 있습니다. 햄버거이지요. 1개에 59엔으로 했을 때 어떤 일이 생겼는지 아십니까? 어떤 어머니는 한참 자라나는 아이가 둘이나 있어서 50개나 사다가 냉장고에 넣어 놓고 간식으로 먹이는 것입니다. 그따위 것만 먹고 있으면 어떻게 되지요? 저쪽 사람과 같은 병이 납니다. 지금은 10대의 당뇨병과 고혈압은 이상할 것도 없고 별일도 아닙니다. 일전에 11세의 아이가 뇌졸중이 되었습니다. 6세에 전부 의치를 쓰는 아이도 있습니다. 범죄도 점점 저연령화하고 있습니다. 제일 빠른 예는 1972년의 아사마[淺間] 산장 사건이지요. 겨울의 3개월 동안 그 일당이 무엇을 먹었는가 하면 인스턴트식품과 통조림뿐이었습니다. 그런 것만 먹고

있으면 머리가 흔들리는 것은 당연합니다.

어째서 일본에서 유럽이나 미국 것만 먹지 않으면 안 되는 이유는? 유통 경로가 긴 것일수록, 썩기 쉬운 것일수록 약에 담가 놓아 방부제가 가득합니다. '최근의 일본인은 죽어도 썩지 않는다.' 라는 우스갯소리를 하는 사람도 있어 정말 그런 기분입니다. 사람[人]을 좋게[良]한다는 식食품이지요. 그러니 먹을거리의 잘못이 병이 되는 것입니다. 식食은 가장 중요한 인간의 3대 본능의 하나입니다. 아시겠지요. 식욕, 성욕, 해수욕(?)이라 합니다. 더우면 물에 들어가고 싶으니까.

암癌이라는 괴로운 병은 '입이 셋[品]이나 있어 산山만큼 먹었다.'는 글자입니다. 암의 3분의 1은 식사와 관계가 있습니다. 이 병에 걸려 수술을 받고 퇴원할 때 재발하지 않도록 하기 위한 식생활을 물어 보십시오. '전부 떼어 냈으니 무엇을 먹어도 좋습니다.' 라는 말밖에 못 들을 것입니다. 그래서 병이 나고 비로소 건강을 생각하고 먹은 것에 대하여 생각하게 됩니다. 그래서 TV의 '마음껏 TV'를 보고 1주일은 적포도주, 다음은 불가리아와. 이렇게 되는 것입니다.

정답은 더 '밥'이지요. '밥, 된장국, 채소 절임, 낫토[納豆]' 모두 일본 글씨지요. '빵, 커피, 버터, 잼'은 전부 일본어가 아닙니다. 어느 쪽에 식품 첨가물이 많습니까? 아침마다 빵? 그렇다면 일생 동안 얼마나 많은 첨가물을 먹게 되는 일까요? 첨가물의 대부분은 석유로 만듭니다. 이와 같이 첨가물을 많이 섭취하면 어떤 일이라도 일어날 것입니다. 그래서 밥인 것입니다. 빵에는 어떤 생선이 적당할까요. 흰 살점

생선[白身魚] 튀김이나 참치 통조림이지요. 회와 빵을 같이 먹습니까? 꽁치와 빵을 먹을 리가 없지요. 밥이라면 팔방미인이니까 어떤 것과 먹어도 맞겠지요. 그래도 백미가 어떻다는 등 말하는 사람이 있습니다. 그러면 5분도나 7분도로 정미하면 좋습니다. 조라던가 피 등의 새모이 같은 것을 섞으면 영양학적으로 만점, 고급 식당에서도 요즘에는 버젓이 '조밥'이 나오고 있습니다. 그것을 2년이나 3년쯤 먹어 보십시오. 그러는 사이에 반드시 날[飛] 수 있게 될지도 모르지요.

요리하는 사람은 치매에 걸리지 않습니다. 예를 들어 저녁을 생각한다고 합시다. 최초에 생각하는 것은, 어제 저녁에 무엇을 먹었는가, 냉장고에 무엇이 남아 있는가, 그것을 생각해 내서 손을 사용하여 머리를 쓰기 때문에 요리하는 사람은 절대로 치매에 걸리지 않습니다. 정년 후에는 꼭 요리할 것을 남자들에게 권합니다. 특히 여성이 잘 안하는 국수를 늘여 치거나 메밀국수를 치고 내가 만든 것이니 먹으러 오라 하면 와글와글할 것 입니다. 이제부터는 슈퍼로 장 보러 가는 남자를 슈퍼맨이라고 합니다.

식생활과 정자의 이상

●●● 조금 무서운 이야기를 하겠습니다. 1998년 일본 불임학회의 발표입니다. 확실히 남자의 정자 수가 감소했습니다. 정자의 기형(그림10)이 증가하고 있습니다. 불임 외래에 와 있는 사람의 정자가 이렇다면 보통 남자의 정자는 어떻게 되어 있을까요. 오사카의 모리모토 요시하루[森本義晴] 선생이 생각하고 평균 연령 21세인 젊은이 60명에 대하여 조사했습니다. 그중 정상인이 몇이었을 것이라고 생각하십니까? 단지 두 사람뿐입니다. 도대체 어떤 생활을 하고 있는 것일까요? 샅샅이 조사해 보니 8할이 컵라면과 햄버거를 상식常食하고 있었습니다. 그런 것만 먹고 있으면 어떻게 된다고 생각하십니까. 다이옥신은 기름에 용해됩니다. 햄버거의 45%는 지방입니다. 그것이 정소精巢에 축적된 결과라고 생각합니다(그림 11).

햄버거 회사는 이렇게 말합니다. '인간의 미각은 10세까지 결정된다. 그때까지 케첩, 머스터드 햄버거에 절여 버리면 된장, 간장은 확실하게 잊어버린다. 매상은 올라간다. 체구는 좋아져도 체질은 나빠진다. 처음부터 겨냥한 것은 10대의 여자 아이. 언젠가는 아이를 데리고 와 줄 것이다.' 보기 좋게 그 작전에 말려들었지요. 북한에서 아무리 세뇌되어도 일본에 돌아와서 고향 산천의 냄새, 표고버섯, 다시마, 가다랑어 포, 된장, 간장 같은 저칼로리 어머니의 맛을 체험한 사람들은

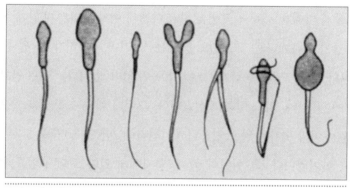

그림 10. 정자의 기형

구 분		정액감소증	정자결핍증	정자무력증	기형정자증	농정자증
잘 먹는 패스트푸드는?	햄버거	−	+	−	+	−
	사발면	+	−	−	−	−
	콜라	+	−	−	−	−

그림 11. 생활 환경과 정자 이상의 관계 (MF 오사카 클리닉 조사)

* 응답자 중 50% 이상이 된 사람을 +로, 그 이하를 −로 했음. 햄버거의 45%는 지방. 다이옥신은 기름에 녹는다.

일본인의 마음을 되찾았겠지요. 햄버거라면 이렇게 되겠습니까? 처음부터 베이컨이다, 버터다 해서 먹고 있으면 국물 문화는 없어져 버립니다. 지금 백화점의 이유식 매장에 가 보십시오. 이탈리아 풍미, 프랑스 풍미와 베이컨, 버터, 치즈 맛의 식품이 많이 나와서 '어려서부터 세계의 맛을 익힙시다.' 등의 선전문이 쓰여 있습니다. 내 아이는 일본인이라는 것을 젊은 어머니가 생각해 주기 바랍니다. 그래서 어머니가 변하면 어린애가 변합니다. 아이가 변하면 21세기의 일본도 변합니다.

불임 외래不姙外來에 오면 남자가 나쁜지 여자가 나쁜지 알게 됩니다. 남자가 나쁘다는 것을 알았을 때는 '그러면 헤어지자.'가 될 수 있습니다. 이제 '남자는 삼계三界에 갈 곳이 없다.' 입니다. "이런 남자를 누가 만들었나."라고 말하고 싶습니다. 그런데 체외 수정體外受精으로 낳은 아이의 숫자를 알고 있습니까? 1년간에 2만 명, 50명 중 1명은 시험관 아이입니다. 그 원인의 6할은 남자에게 있다고 되어 있습니다. 시험관 아이는 보험이 안 되므로 한번에 50~70만 엔, 확률은 4회를 해서 1회 성공입니다. 300만~500만 엔 내고서 겨우 부모가 되는 것입니다. 누구나 부모가 되는 것은 아닙니다. 불임은 예전에는 열 쌍에 한 쌍. 지금은 일곱 쌍에 한 쌍이라는 정도까지 왔습니다.

계절의 것을, 그리고 전통식을!

●●● 그래서 먹는다는 것을 다시 한 번 생각해 보기로 하지요. 기본적으로는 그 계절에 나온 것을 먹으면 됩니다. 상순, 중순, 하순이라고 말하듯이 '순旬'은 10일간이라는 뜻입니다. 대竹 죽 밑에 순旬이라고 쓰면 순筍. 10일이 지나면 순筍이 아니라는 의미입니다. 봄의 순은 나무가 싹 틀 때니까 싹을 먹고 여름은 잎사귀, 가을은 열매, 겨울에는 뿌리라고 생각하면 좋겠지요. 특히 봄에는 약간 쌉쌀하기도 한 머위 줄기, 두릅 순, 그것도 튀기면 먹기 좋다고 옛사람들은 조리법까지 전해 왔습니다. 좀 더 먹는 것에 관심을 가지고 기본적으로는 그 땅에서 나온 그 계절의 것을 먹으면 좋다는 것입니다. 예부터의 전통식을 먹고 있으면 〈사진 9〉와 같이 적혈구가 술술 흘러갑니다. 변형된 적혈구가 모세 혈관에 쑤욱 들어가 산소나 영양분을 보냅니다. 라면

을 먹은 직후의 혈액이 〈사진 10〉입니다. 곤죽 같은 혈액이란 이런 상
태입니다. 더러는 괜찮지요, 바로 깨끗해지니까. 그렇지만 항상 기름
진 것을 먹고 있으면 이런 혈액이 됩니다. 이것이 심장의 가느다란 혈
관에 막히면 심근 경색이 되는 것은 당연하지요. 의료의 원점은 음식
물, 음식물의 원점은 농업, 따라서 흙의 문제가 됩니다. 흙이 좋으면
거기서 나온 야채는 안심하고 먹을 수 있습니다.

　뉴욕의 앨버트 아인슈타인 대학의 신야 히로미[新谷弘美] 교수는
35만 명의 위 카메라와 11만 명의 대장 파이버스코프fiberscope를 한
결과 곡류(현미 중심), 콩, 해초, 발효 식품을 먹는 것이 사람의 본래의
식생활이었던 것을 알았습니다. 5장 6부의 부腑 자에 고기[肉]를 채우
면 썩는다[腐]는 글자가 됩니다. 또『조식粗食의 권장』의 저자 바쿠우
치 히데오[幕內秀夫] 선생은 식생활 지도 1만 예에서 유방암의 태반이
양식洋食이 원인이라는 것을 알았습니다. 신야 선생도 일본인이 고기
나 유제품을 상식해서 시꺼멓게 된 장腸의 사진을 보여 주었습니다.
그래도 그 사람이 식이를 바꾸어서 곡식, 채식의 곡채인이 되면 불과
1개월 만에 장 속이 깨끗해졌습니다. 다른 암 환자도 식생활을 바꾸면
1~2개월 내에 참으로 깨끗해집니다.

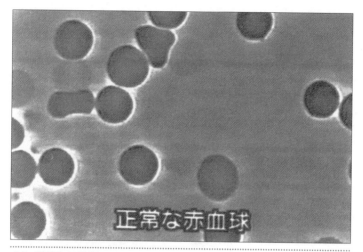

사진 9. 정상적인 적혈구

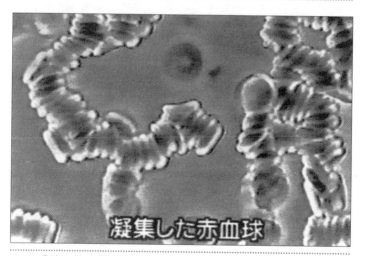

사진 10. 응집凝集한 적혈구

제10장

하 하 하 웃 음 건 강 법

일상생활에
응용법

뱃속에서부터 시작하는 육아

●●● 태교라는 말, 요사이 젊은 어머니들은 들은 일이 없을지도 모릅니다. 들은 일이 있더라도 그런 건 미신이라는 사람마저 있을 것입니다. 세 살 정도의 아이에게 물어보세요. 뱃속에 있었을 때 어떤 기분이었냐고. 그러면 '어머니 뱃속은 깜깜하고 따뜻했어.'라고 대답하는 아이가 3명에 1명은 있습니다. 그런 것은 누구도 이제껏 묻지 않았겠지요. 그래서 몰랐던 것입니다. 요코하마의 산부인과 의사로 나의 친구인 이케가와 메이[池川明] 선생은 2002년부터 2003년에 걸쳐서 나가노 현의 보육원 유치원에 다니는 아이들의 부모 약 3,600명을 대상으로 설문 조사를 했습니다. 그 결과 무려 3명 중에 1명은 기억하고 있다는 결과가 나온 것입니다.

말을 배우기 시작한 2세부터 3세 정도가 제일 많고 4세가 되면 푹

줄어듭니다. '태어날 때 무언가 목에 걸려 웩웩했어요.' '나올 때 머리가 아팠다.' '굉장히 눈부셨다.'라는 대답 외에도 '아빠와 엄마를 골랐어.' '오래 기다렸어.' 라든가 어느 어머니는 유산했을 때 자기가 알기 전에 딸이 '뱃속 아이는 이제 없어요.' 라고 하더라는 어머니도 있었습니다. 이케가와 선생은 그것을 모아서 『기억하고 있어요. 어머니 뱃속에 있을 때 일들』이라는 책을 출판했습니다. 설문 조사에 의하면 '태어나기 전에는 하늘에 있었지.' 라고 태내에 들어가기 전의 기억에 대하여 말하는 아이도 있었습니다. 그것은 『어머니 뱃속을 골라 왔지요』라는 책이 되었고 영어와 일본어로 논문*을 발표했습니다.

이케가와 선생은 이 연구를 2003년 가을 남미 칠레에서 4년에 한 번 열리는 '국제 산부인과 학회'에서 태내 기억의 연제로 발표했습니다. 누구도 반론이 없었을 뿐 아니라 어떤 의사는 자기 자신이 그 기억이 있다고 말했습니다. 어른이 되어서도 100명 중에 1명은 있다고 하는 태내 기억. 그래도 그런 말을 하면 모두에게서 이상한 사람 취급을 받으므로 이제껏 입 밖에 낼 수 없었으나 이제는 내 기억이 틀림없었다고 말하는 사람도 있었습니다.

그리고 이 태내 기억에 대하여는 2005년 5월말에 후지 TV의 뉴스에서 실제 아이들의 증언을 영상으로 방영하였습니다. 어떤 9세의 사내아이는 정자의 그림에서 아기가 될 때까지, 그리고 산도産道는 청소기의 호스 비슷하다고 하면서 그 그림을 보여 주었습니다. 그것을 데이쿄[帝京]대학 산부인과의 모리 히로유키[森宏之] 교수에게 보였더니 의학적으로 우리들이 알고 있는 사실과 딱 맞습니다. 이것은 아이가 누구에게 들은 말대로 한 것이라고는 도저히 생각할 수 없다고 놀라운 코멘트를 했습니다. 아이가 무엇인가의 역할을 하고자 부모를 골라서 왔다는 것을 알고, 이제부터 어머니가 되고 싶다, 육아를 하자는 마음이 전향적이 되었다는 사람이 많이 있습니다. '아기는 받는 것이에요.' 라고 하지만 '맡은 것'이기도 합니다. '20세까지 당신에게 맡겨줄 터이니'라는 통고문이지요. 육아育兒는 육자育自, 교육敎育은 공육共育이라고도 쓸 수 있습니다. 친親이라는 글자는 '나무 위에 서서 보고 있다' 고 쓰지요. '눈을 떼지 말고 손을 떼어라.' 라는 말도 있습니다. 〈사진 3〉에서 보인 것처럼 어머니의 기분이 좋을 때는 아이도 웃고 있습니다.

---

* 이케가와 메이[池川明], 『뱃속에서 시작하는 육아育兒~태내 기억胎內記憶·탄생 기억誕生記憶으로부터 생각되는 육아育兒』(소아 치과 임상 11권 5호, 2006년) pp.19~25.

●●● 그런데 어머니 교실에서 보여 주는 것이 〈그림 12〉입니다. 임신 8개월 정도의 임신부의 뱃속에서는 심장에서 나온 대동맥이 등뼈[背骨]에 있고 가슴에서 발 쪽으로 늘어져 있어, 동맥이므로 쉬지 않고 박동하고 있습니다. 즉 자궁 속의 아기는 항상 흔들리고 있는 것입니다. 어머니가 차분한 기분이면 아기는 천천히 흔들립니다. 이것이 '요람'의 원리입니다. 초초해한다고 아기까지 초초함이 전해지는 것은 그러한 이유입니다.

그리고 언제나 심장 소리가 들리고 있습니다. 양수羊水 속에서는 공기보다는 세 배나 소리가 빨리 전해집니다. 영어로 비트beat라는 말은 심장의 고동이라는 뜻이고, 또 하나는 북소리입니다. 북은 심장의 소리, 그래서 어느 시대에도 어떤 민족에게도 있는 악기가 북인 것입니다. 태어난 후 8할의 사람이 아기를 왼쪽으로 안은 것도 그것과 관계가 있는지도 모릅니다.

프랑스 이비인후과 의사인 알프레드 토마티스Alfred Tomatis 선생은 이 배골의 뼈를 피아노의 건반으로 보았습니다. 허리의 뼈는 척추골 중에서 제일 커서 500헤르츠hertz 정도로 잘 반응합니다. 북소리 등의 중저음이 이 진동수입니다. 그래서 북소리는 배에 잘 울립니다. 경부頸部 위의 경추골頸椎骨은 적으므로 피아노로 말하면 고음으로 진동합니다. 고음이 머리에 잘 울리는 것도 그런 까닭입니다.

면역 중추가 있는 연수延髓 근처의 경추頸椎에서는 3,800~4,200헤르츠의 소리가 잘 반응합니다. 이것을 많이 담은 곡을 작곡한 사람이 모차르트라고 합니다. 토마티스 이론이라고 하여 소리로 여러 가지 증상을 개선하는 치료를 고안한 사람이 있습니다. 일본에서도 구라시

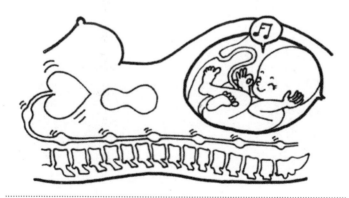

그림 12

키[倉敷]의 시노하라 요시토시[篠原佳年] 선생은 7년쯤 전부터 이것을
진료에 쓰고 있습니다. 〈그림 12〉와 같이 심장 아래에 위가 있고 그
아래에 자궁이 있고 양수가 있습니다.

사람의 유방은
왜 큰가?

●●● 자, 이제부터는 태어난 후의 이야기입니다. 아기는 작은 손으로 큰 젖을 누르고 열심히 빨고 있습니다. 그리고 올려 보면 어머니의 얼굴과 아기의 눈의 초점 거리는 약 30㎝입니다. 그것은 아기를 안고서 젖을 빨리면 꼭 눈과 눈이 마주칠 수 있는 거리입니다. 이것이 '눈과 눈이 마주침eye to eye contact'이라고 하여 인간에게서만 볼 수 있는 수유 풍경입니다. 개나 고양이의 수유 풍경을 본 일이 있겠지요. 옆으로 누워 마음대로 먹으라는 모양으로 서로 눈을 마주치지 않지요.

오카야마[岡山]의 웃음 학회 전 지부장 미야케 카오루[三宅馨] 선생도 같은 산부인과 의사로 이런 실험을 했습니다. 생후 3~4개월 된 아기 10명에게 어머니가 웃으면 전원이 웃는 얼굴이 됩니다. 나올 때는 8개월의 아기에 대하여 성난 얼굴을 하면 아이 쪽에서 '네네 웃어요.'

하는 듯이 어머니를 향해서 아기 쪽에서 엔젤 스마일(천사의 웃음)을 떼어 온다고 합니다.

어떤 어머니는 수유하면서 텔레비전에 열중하고 있다가 뜻밖에 '아야' 하고 소리쳤습니다. 아기가 나를 보라는 듯이 젖꼭지를 물었던 것입니다. 그러고 보니 '당신이 물은 젖꼭지가 아파서…'라는 노래가 있었지요.

왜 사람의 유방만 클까요. 원숭이 젖통을 아십니까? 사람의 남자 것 같습니다. 그것으로 충분히 수유되는 것입니다. 사람의 아기의 경우 8~9㎏이나 되는 머리를 갖고 있습니다. 그것으로 하루에 8회나 수유합니다. 원숭이와 같은 정도면 어떨까요. 목이 피로하여 여간해서 하루 8회의 수유는 안 됩니다. 젖통이 크면 목을 구부리지 않아도 됩니다. 그래서 큰 것입니다. 남성 여러분이 생각하고 있는 이유가 아닙니다.

웃는 얼굴은 성장 촉진제

●●● 제2차 대전 중 독일에서 어떤 영국의 소아과 의사가 발표한 유명한 연구입니다. A와 B라는 두 개의 고아원이 있어 A고아원 원장은 언제나 싱글벙글, 애들을 좋아하는 상냥한 수녀였습니다. B쪽은 예절이 엄격하고 몹시 말이 많은 수녀가 원장이었습니다. 아이들의 체중 증가를 조사해 보니 웃음 가득한 원장인 A쪽이 B를 상회하고 있었습니다. 그러나 엄한 원장에게도 마음에 드는 세 아이가 있었습니다. 이 애들은 A만큼은 아니나 다른 아이들보다 좋았습니다. 전후의 식료품 사정은 배급 받을 때였으므로 A도 B도 같았습니다.

반년이 지나 A와 B의 원장이 교체되었습니다. 엄한 원장이 있던 B 고아원에도 부드럽고 상냥한 원장이 오니 아이들의 식욕이 늘고 발육이 좋아 체중도 증가되었고 특히 전 원장이 좋아하던 3명은 같은 조건이었는데도 평균을 넘겼습니다. 1년이 지나니 뚜렷하게 쌍방이 역전 되고 말았습니다(그림13). 아이들의 성장 발달에는 원장의 웃는 얼굴과 비타민 애(愛. 일어로 아이=사랑, 영어로 아이=눈)가 얼마나 중요한지를 보여 준 굉장한 이야기입니다. 그 반대로 후쿠오카에 있는 츠야자키[津屋崎] 병원 사춘기 병동에는 많은 거식증拒食症 아이들이 있습니다. 그 아이 들에게 집에서의 식탁에 대하여 말하게 하였더니 '그런 식탁이라면 혼자 먹겠다.' 라고 잘라 말했습니다. 그 자리에 없는 아버지의 험담만 들려주거나 너는 여기가 나쁘다는 등 식탁은 한낱 설교장이었다고 합 니다. 〈사진 4〉에 있었듯이 누구와 먹느냐가 가장 중요합니다.

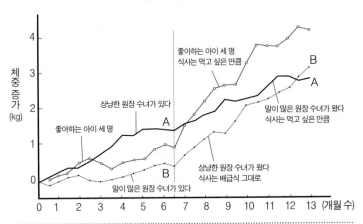

말이 많은 원장 수녀가 B에서 A로 전임

그림 13. 독일 고아원에서 본 체중 증가 곡신(widdowson, 1961)

긍정적인 화법을 배우라

●●● 아이들에게 주의시킬 때 '이러면 안 돼. 이렇게 해라.' 하고 명령만 하고 있지는 않습니까? 아이들을 힘으로 눌러 버리면 어차피 힘은 역전됩니다. 라디오 카세트 소리가 시끄러워 일이 안 되는 아버지는 아들에게 말했습니다. "네가 크게 라디오를 들으면 나는 정신이 산란해 일이 안 된다. 이것은 내일 회사에 내놓아야 할 중요한 일이라 걱정이다."라고 자기 생각을 말했습니다. 그러니까 아들은 이어폰으로 듣기 시작했습니다. '꺼 버려.' 라고 소리치기보다 어떻게 해야 할지 생각하게 하는 것이 보다 효과적이지요.

잭 니콜라우스를 세계 제일의 골퍼로 만든 부인의 일화입니다. 그녀는 충고나 조언할 때에 부정적인 표현을 쓰지 않고 긍정적인 말을 쓰고 있었습니다. "왼쪽 어깨가 내려가서 안 됩니다." 하지 않고, "왼쪽 어깨를 올리면 더 훌륭할 텐데요." 라고 말했습니다.

흔히, "담배 피워도 되겠어요?" 라고 물어 옵니다. 그러나 나는 부정하지 않습니다. "좋아. 그래도 내뿜지는 말아 달라고." 그러면 상대는, "안 되겠습니다." 합니다. 사람을 움직이는 것은 무엇일까요. 흡연자에게 '건강에 나쁘다.' '대기 오염의 근원이다.' '만성 자살……' 등등 어떤 말을 해도 안 듣습니다. 헤비 스모커였던 오다 감독이라 하면 그 세계적인 육상 선수[athlete] 다카하시 선수를 기른 감독이지요. 그는 다음 한 마디로 담배를 끊었답니다. 다카하시 이외에도 뒤를 이어 많이 있었습니다. 여자 선수 한 사람이 말했습니다.

"감독님 덕분에 어떻게 메달을 딸 수 있게 되었습니다. 이번 대회에서는 꼭 입상할 것 같습니다. 그래요. 감독님이 그곳에 있기 바랍니다. 힘차게 같이 그 감동을 나누어 갖고 싶습니다. 그러니까 담배를 끊어 주십시오."

좋은 이야기지요.

기쁨 찾기

●●● 작가인 이츠키 씨는 이제까지 많은 병을 체험해 왔습니다. 그중에서도 '저기가 아프다. 여기가 아프다. 그런다고 좋아질 수 있는가. 그보다 오늘은 이런 일이 있어서 좋았다고 적은 기쁨을 찾자.' 그런 제안을 하고 있습니다. 세계적인 지휘자 카라얀 씨도 그날의 연주회는 제일이었다고 했는데 식사 때는 그런 것 다 잊고 이 캐비아 caviar는 최고, 오늘은 여간 좋은 날이라고 말했다는 것입니다. 이런 사고방식이 인생을 즐겁게 해준다고 생각지 않습니까? 영화 『사운드 오브 뮤직』 중에서 마리아는 천둥소리를 무서워하는 아이들에게 「내 맘에 드는 것」이라는 노래를 불러서 즐거운 일을 생각게 하는, 이것이 두려움을 날려 버리는 요정이라고 말하고 있었지요.

2004년 10월 태풍 23호로 관광버스가 수몰되어 여행에서 돌아오던 37명이 버스 위에 남겨진 채로 불안한 하룻밤을 지낸, 충격적인 뉴스가 있었던 것을 기억하십니까? 교토의 마히쓰루 시였습니다. 체념으로 기우는 마음을 떨쳐 버리려고 「위를 향해서 걷자」라는 노래를 밤새 계속 불러, 어깨동무를 하고 서로 등을 문지르며 참아 낸 열 시간이었습니다. 노래는 호소하는 힘이 있다고 합니다. 사람의 마음에 가닿게 하기 위하여 노래를 부른다고 합니다. 그런 노래를 조부모, 자녀, 삼대에 걸쳐서 부를 노래가 지금 일본에 있습니까? 다시 한 번 그런 동요, 노래의 명곡을 자손들에게 불러 전하고 싶습니다.

그렇다면 건강하고 장수하여 당신은 무엇을 하고 싶습니까? 〈그림 14〉를 보고 있습니까? 2000년도 영봉 후지산 고령 등반자 명단으

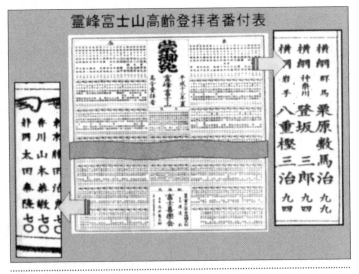

그림 14. 영봉(靈峰) 후지산 고령 등반자 명단

로, 1973년부터 나오고 있습니다. 맨 위의 아사마 신사에서 이름, 나이, 주소를 쓰면 연령순으로 등급이 매겨집니다. 자격은 70세 이상입니다. 그 해의 1등은 99세, 중간은 여성 86세였습니다. 브라질 출신 사람도 있습니다. 어디 출신이든 누구든 무관합니다. 환갑 기념 정도는 안 됩니다. 지금까지의 최고령은 102세, 이분은 처음 등정이 80세, 그리고 3년마다 총 8회에 이르는 강자입니다. 이런 목표가 중요하지요.

얼굴
가위 바위 보

●●● 모르는 사람들이 모여서 바로 친해지는 것이 '얼굴 가위 바위 보'입니다(그림 15). 웃음 학회 회원으로 기업 접대 교육에 이것을 이용하고 있는 것이 가도카와 요시히코[門川義彦] 씨입니다. 덕분에 그는 전국에서 대인기입니다. 두 명씩 짝을 지어 노려보며 가위 바위 보를 하는 것입니다. '바위'는 성난 얼굴, '보'는 최고로 웃는 얼굴, 그리고 '가위'는 놀란 얼굴입니다. 서로 웃기 시작해 바로 친해집니다.

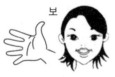
보
웃는 얼굴

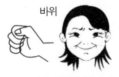
바위
눈, 코, 입을 한가운데로 모은다

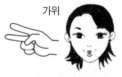
가위
입이 삐죽 나온 얼굴

그림 15. 얼굴 가위 바위 보

아내에게 바친
1,778의 이야기

●●● '이즈미 교카[泉鏡花] 문학상'도 받은 소설가 마유무라 다쿠[眉村卓] 씨는 부인이 돌연 암 선고를 받고, 그것도 여명 1년의 말기라 해서 당황했습니다. 퇴원하고 온 부인에게 자기가 할 수 있는 일은 무엇일까, 생각하다 결정한 것은 매일 짧은 글을 써서 부인에게 읽어 주는 것이었습니다. 매일을 밝은 기분으로 지내고 잘 웃는 것이 신체의 면역력을 높이는 것이라고 들었습니다. 그렇다면, 하고 피식 웃을 수 있는 일을 적어서 읽게 하는 중에 2년이 지나고, 마음먹고 같이 해외여행도 했습니다. 이야기가 천 번째가 되었을 때 기념 파티를 열고, 이제까지의 작품을 비로소 공개하고 자비 출판을 하였습니다.

그러나 5년이 지나 재입원하고 부인은 자기 힘으로는 읽을 수 없는 상태가 되었습니다. 그는 부인 곁에서 자기 작품을 계속 읽었습니다. 의식이 없어지고 마침내 최후의 날에 그는 썼습니다. '어쩔 수 없이 최종회가 되어 버렸습니다. 좀 성가셨겠지요. 오늘은 지금의 당신이라면 읽을 수 있게 쓰겠습니다.' 그리고 긴 여백이 계속되었습니다. 마지막에 '어땠어요. 우리 오랫동안 고마웠습니다. 또 같이 삽시다.' 라고 맺고 있습니다. 이 이야기는 『아내에게 바친 1,778의 이야기』라는 책이 되어 나왔습니다. 누구나 자기가 할 수 있는 일로 누군가의 웃는 얼굴을 보고 싶은 것입니다. 그리고 그것이 여명 선고余命宣告를 넘어서 사는 힘이 되는 것을 훌륭하게 증명하고 있습니다.

일본 웃음 학회

●●● 웃음을 즐기는 이업종 교류異業種交流의 장, 그것이 '일본 웃음 학회'입니다. 1994년에 기치를 올리고 벌써 14년째가 됩니다. 2000년에 아시아에서는 처음으로 '국제 유머 학회'를 오사카에서 했습니다.

누구나 들어갈 수 있습니다. 자격은 연회비 1만 엔을 납부하면 OK. 지부도 홋카이도에서 오키나와까지 16곳이 있습니다. 웃음이 제일 좋다는 공통점으로 여러 사람과 알게 됩니다. 이제부터는 이런 '사람 재산'을 만드는 일이 중요하지요.

에필로그

　지금부터 21년 전인 1987년, 임신 7개월의 임신부 이야기입니다. 지금 해외여행을 가지 않으면 당분간 갈 수 없게 된다고 하면서 커다란 배를 움켜 안고 무리를 해서 하와이에 갔습니다.

　그런데 그곳에서 진통이 생겨 조산으로 체중 1kg의 미숙아를 낳게 되었습니다. 당시의 미국의 미숙아 의료 수준은 높았기 때문에 잘 길러 주었습니다. 아기 엄마는 3일 만에 퇴원해서 일본으로 돌아오고 아기는 보육기 속에 남아 있게 되었습니다.

　근 100일이 지나 2kg을 넘게 되어 일본에 있는 어머니에게 퇴원 통지와 함께 청구서가 송달되었습니다. 자 그러면 여기서 여러분에게 문제를 하나 내 보겠습니다. 이 의료비 청구액은 얼마나 된다고 생각되십니까?

　여기에 보험은 적용되지 않습니다. 전부 자비입니다. 정답은 무려 3천만 엔(한화로 약 4억5천만 원)입니다. 일본에서의 상식은 세계의 비非 상식입니다. 미국에서는 구급차를 불러도 청구서가 나옵니다. 그쪽의 구급차는 '닥터 카'라고 해서 반드시 의사가 타고 있습니다. '움직이는 병원'입니다.

　약간의 수술은 차 속에서 전부 할 수 있습니다. 그 대신 한번 구급차를 부르면 500달러, 일본 돈으로 6만 엔에서 7만 엔이 듭니다. 택시 대신으로 부담 없이 부를 수 있는 그런 것이 아니랍니다.

20년이 지난 지금도 임신부로부터 스스럼없이 질문이 옵니다. "선생님, 내일부터 신혼여행인데 하와이에 갔다 와도 되겠습니까?" 그럴 때에 지금의 이야기를 해주고 "건강에 주의하세요."라고밖에 말할 수가 없습니다.

"염려 없어요."라는 보증은 할 수 없습니다. 출혈이나 복통이 있으면 '스톱!' 이라고 지시할 수 있지만, 현재 아무것도 없다고 해서, 이분이 일주일 후에 조산하지 않는다고 누가 말할 수 있습니까? 전문가에게 물으면 무엇이든지 알 수 있을까요? 모릅니다.

내가 말할 수 있는 것은 어디까지나 현재의 단계까지입니다. 확실히 업무상, 자궁암이나 난소암 등 악성의 병일 때는 진단서는 씁니다. 그렇지만 "앞으로 얼마 동안 살 수 있습니까."라고 물어 와도 대답할 수 없습니다.

의사 선생에 따라서는, "이 난소암은 악성이므로, 이렇게 복수가 차 있으면, 앞으로 6개월 정도……"라고 말하는 분이 있습니다. 그렇지만 나중에 물어 보면 의사 선생이 먼저 죽었다는 이야기도 있습니다. 누구나가 죽지 않겠다는 생각으로 살고 있는 것입니다. 신부님이나 스님도 죽습니다. 유명한 목사님의 아들도 죽었습니다. 도인, 도사라고 해도 죽습니다. 이렇게 당연한 이야기는 없습니다. 그러므로 죽음의 이야기는 운수도 아니고 재수도 아니고 연기緣起가 아닌 것도 아닌 최대의 교육입니다.

인간은 누구나 반드시 끝이 온다, 그렇다면 어떻게 살 것인가, 보다 잘사는 것, 그것을 생각게 해주는 것이 타인의 죽음인 것입니다.

자아, 여기서 지금까지 배워 온 비非성실한 발상으로 죽음을 생각해 봅시다. 장례식에서 고인을 말할 때, 그때는 틀림없이 이렇게 말합니다. "이분은 생전生前에……"라고 말할 것입니다. 죽기 전의 이야기를 한다면 사전死前이라고 해야 할 것입니다. 어째서 생전이라고 합니까? 죽었을 때도 '대왕생大往生'이라고 합니다. '가서[往] 산다[生]고 써서 왕생', 즉 이제는 수행하지 않아도 되는 새로운 생의 스테이지에 들어가는 그 스테이지에서 보면 수행하지 않으면 안 되는 이 세상은 '생전生前'이라고 해야 하지 않겠습니까? 어쨌든 저 세계는 좋은 곳인 모양입니다. 그 증거로 누구 한 사람도 돌아온 사람이 없으니까요. 이렇게 생각하면 재미있지요.

또 다른 각도에서 생각해 봅시다. '사람은 두 번 죽는다.'고 하는 말이 있습니다. 첫 번째는 육체의 죽음, 또 한 번은 그 사람의 일을 기억해 주는 최후의 한 사람이 죽으면, 그 사람의 일은 이 세상에서 사라집니다.

잘들 말하지요. '이럴 때 그분이 살아 계셨더라면 무어라고 말할 것인가.' '이럴 때 아버지가 살아 있었더라면 어떤 어드바이스를 해 줄 것인가.' 이렇게 생각해 줄 동안은, 사람은 죽지 않았다고 생각합니다. 반대로 이 세상에 살고 있는데도 화제에도 오르지 않는다면 살아 있다고 할 수 있을까요? 언제까지나 누군가의 마음속에 살아 있는 사람은 계속 살아갈 수가 있는 것입니다. 그리고 그분의 일을 생각할 때 틀림없이 떠오르는 것은 웃는 얼굴일 것입니다.

일본의 대표적인 동요 「마을의 가을」의 두 번째 가사를 생각해 보십시오.

'밝고도 밝은 별이 수놓은 밤하늘……. 아아, 아버지 그 웃으시는 얼굴, 밤톨을 입에 물고 생각합니다.'

언제나 무뚝뚝한 얼굴만 하고 있으면 모두의 기억에 남는 것은 그 무뚝뚝한 표정뿐입니다. 얼굴은 사람들에게 보여 주기 위해서 존재하는 것입니다.

건강법은 알고 있는 것만으로는 아무 소용이 없습니다. '안다[知]. 한다[利用]. 이해理解한다.'고 했을 때, 비로소 알았다고 할 수 있는 것입니다. 알고 있는 것이 너무 많다고 생각지는 않습니다.

1년 전의 뉴스에서 쇠고기 덮밥 '하루 해금[一日解禁]'이라는 것이 있었습니다. 쇠고기 덮밥이 당첨되지 않았다고 화가 나서 그 점포를 차로 들이박은 패거리도 있었습니다. 그런 독毒 만두만 먹고 있는 사람의 뱃속은 새까맣습니다. 약간의 해독제를 먹어도 무효, 양생養生의 기본은 우선 '내보내는 것'과 '배설하는 일'입니다. 우선 수분을 많이 섭취해서 땀과 오줌으로 배출합니다. 그럴 때 '고맙습니다.'라고 하면서 마시면 보다 효과적입니다.

고체로 배출하는 것은 현미와 생야채, 그리고 눈물로 배설(눈물에는 스트레스 호르몬이 가득 있다). 남의 이야기를 들어 줌으로써 마음의 근심, 걱정, 고통, 울적함이 활짝 걷힙니다.

호흡도 연속해서 내쉽니다. 그것이 노래하는 것과 웃음을 웃는 일입니다. 자기의 의사로 움직일 수 없는 자율 신경에는 액셀러레이터의 교감 신경과 브레이크의 부교감 신경이 있습니다. 이 내보낸다고 하는 행위에는 모두 부교감 신경이 작용하고 있습니다.

교감 신경의 과잉 긴장이 병이므로 긴장을 푸는 릴랙스relax의 부교감 신경을 우위로 하면 되는 것입니다. 뭐라고 해도 이것들은 모두 거저[無償]니까요.

이제부터는 '바르게 사는 법'보다는 '즐겁게 사는 법'입니다. 그 포인트는 '용서한다, 잊는다.'는 것입니다. 절대 용서하지 않겠다고 하기 때문에 잠을 이루지 못하는 것입니다. 이 두 가지가 됨으로써 잠을 잘 수 있게 되며, 웃는 얼굴이 되살아나서 모두로부터 호감(환영, 칭찬)을 받게 됩니다.

아침에 일어나서 저녁에 잠들 때까지 웃는 얼굴, 밝은 얼굴이 제일 아니겠어요!

노보리 미키오 박사에게
듣는다.
웃음과 건강

'웃음은 건강에 좋다'는 말은 흔히 듣는 말이다. 과연 그것은 정말인가. 그래서 웃음을 의학적 효용의 측면에서 연구하고, 웃음과 건강이야말로 장수에 이어진다고 설파하는 노보리 미키오 박사와 인터뷰를 했다. 웃음과 양생이 가져오는 우리들의 건강에 미치는 좋은 영향에 대하여 알고, 환자의 웃는 소리가 들려오는 치료의 장을 만들었으면 하는 바람이다.

Q 이번에 '웃음과 건강'이란 테마로 노보리 선생에게 묻고 싶습니다. 노보리 선생께서는 강연 활동을 많이 하고 있기 때문에 도쿄에서의 인기도 대단합니다.

A 별말씀을, 그렇지도 못합니다. 있는 것 없는 것, 여러 가지 이야기를 하고 있을 뿐이지요.

Q 없는 것이야 말하지 않겠지요. (웃음)

A 아니에요. 이것저것 혼동을 하기도 하지요. '암癌이란 한자를 보십시오. 입[口]을 셋씩이나 써서 산처럼 먹었다는 글자가 되지요. 암의 원인의 3분의 1은 음식飮食입니다.'로 시작해서, 거기서부터 가장 맛이 드는 제철에 나는 음식(계절식)을 먹는 것이 좋다고 말합니다. 제철의 순旬이라고 하는 것은 상순, 중순, 하순 등 10일간의 의미이므로, 봄철의 순이라고 하면 나무의 싹[芽]이므로 싹이 튼 것을, 여름은 잎사귀, 가을에는 열매, 겨울은 뿌리, 이렇게 외면 순이라는 말은 알기 쉬

울 것입니다.

Q 그렇군요. 시구(단가)에도 어느 것이나 계절어로써 시어詩語로 쓰고 있지요.

A 봄의 순旬이라고 하면 나무의 싹이 트는 때니까 머위, 두릅. 그렇지만 이것은 약간 떫은맛이 있지요. 그러니까 튀기면 먹기 쉽지요. 이런 조리법까지 옛 고향 음식 만드는 법을 사람들에게 전해 주고 있습니다. 봄에는 튀김, 여름에는 식초를 친 음식, 가을에는 과일, 겨울은 냄비 요리.

Q 알겠습니다. (웃음)

아기와의 웃음

Q 선생께서는 오랫동안 일본 웃음 학회 부회장을 맡고 계시지요.

A 벌써 10년이 지났습니다. 지난 7월에 10주년 기념 강연회를 했습니다.

Q 저도 알고 있었습니다.

A '웃는 집에 복이 온다[笑門萬福來]'라고 했듯이, 근원적으로는 웃음이 건강에 좋다고 하는 것은 거의 모두가 알고 있었던 것이지요. 그래서 '웃음'을 학문으로 하자고 해서 학회를 만들었던 것입니다.

Q 웃음에 관해서 여러 가지 실험을 하고 계시는 줄 알고 있습니다. 무언가 재미있는 것을 좀 가르쳐 주십시오.

A 아직 엄마 뱃속에 있는 아기를 초음파로 촬영해서 '인간은 언제부터 웃고 있는 것인가' 라고 하는 실험을 했습니다. 그랬더니 임신 7개월경부터 웃는 모습이 나타난다는 것을 알게 되었습니다.

Q 볼을 부드럽게 이완시키는 것입니까?

A 예. 기분이 좋을 때 귀여운 미소가 나타납니다. 그것은 역시 뱃속에 있을 때부터 생기는 것입니다. 또 다른 실험으로 생후 3~4개월의 아기에게 어머니가 웃어 주면 아기도 웃는데, 어머니가 무표정할 때는 아기는 10명 중 6명은 울기 시작하고, 4명은 눈을 돌립니다. 그런데 이것이 8개월 정도가 되면, 열심히 아기 쪽에서 웃는 것입니다. '예, 예, 웃어요. 같이 웃어요.' 하고.

Q 무표정한 어머니를 향해서 웃어 주는 것이겠군요.

A 그 외에도 이전에 고베에 있는 팔모어 병원의 산부인과 부장을 하고 있던 마츠모토 선생이 웃음 학회에 투고한 것이, 어머니를 위한 '머터니티maternity 콘서트'라는 것이 있는데, 그것으로 임신부에게 만담을 들려주면 어떻게 될까 하고. 특별 만담 팬이 아닌 극히 보통의 20대의 임신부 6명을 대상으로, 우선 두 사람씩 셋으로 나누었습니다. 그리고 각각 3명의 만담을 듣게 했습니다. 이른바 인간 국보라고 하는 Y씨, H씨, 그리고 신출내기 만담가.

Q 그저 들려주는 것만이 아니고, 잘하는 쪽과 못하는 쪽으로 차이를 두었던 것이군요. (웃음)

A 뱃속의 아기가 점점 어떻게 되는가. 지금은 임신 말기가 되면, 태아 심박 진동도로 아기의 심박을 기록할 수 있습니다. 아기의 심박이 계속 변화하는 것은 대단히 건강한 증거입니다.

Q 빨라졌다 늦어졌다 하면 좋은 것입니까?

A 그렇습니다. 거꾸로 거의 변화가 없는 것은 좋지 않은 증거입니다. 태아가 가사假死했을 때는 내려가니까요. 실험 결과, Y씨의 '지옥 팔경 망자의 장난'이라는 68분짜리 긴 고전 만담에서는 웃기는 하지만 잔잔한 편입니다. 그에 비해서 H씨의 '노파의 휴일'은 대단합니다. 역시 제일 젊은 사람에게 맞춘 것이니까 잘 웃습니다. 그러면 빈번히 배가 부릅니다. 그런데 신출내기가 하면, 어머니가 꾸벅 꾸벅 졸려서 점점 못쓰게 됩니다.

Q 졸리는 것은 기분이 좋아져서 그런 것이 아닙니까?

A 그렇지 않고 그다지 호응이 되지 않는 거예요. 신출내기의 경우는 태동殆動이 적어집니다. 그리고 H씨의 경우는 빈번하게 배가 불러 옵니다. 그러므로 이런 사용법이 있습니다. 예정일을 지나서, 낳지 않을 경우에는 H씨의 만담을 들려주라고. 그렇게 하면 빈번하게 배가 불러 오니까. 요컨대 어머니가 기분이 좋으면 아기도 원기 있게

건강해진다는 것입니다. 웃음 학회가 아니면 이런 실험을 하지 않습
니다. (웃음)

Q 웃음에 전념하게 된 동기는 무엇입니까?

A 최초의 활동은 1993년에 미토스지에서 행한 '아마추어 거리의 악사 100인 대행진'이었습니다. 아사히신문에도 게재되었습니다.

Q 거리의 악사입니까? 왜 또 산부인과 의사가 돌연히 그런 일을⋯⋯.

A 맨 처음의 계기는 48세 때에 출석한 고교의 동창회입니다. 200명의 졸업생 중 8명이 죽었는데, 그 중 4명이 의사였습니다. 그때 5번째는 틀림없이 나라고 생각했습니다.

Q 상당히 바쁜 일을 하고 있었군요.

A 11년간, 1개월의 반은 병원 안에 계속 있었습니다. 출생계는 자신이 출산을 시켜도, 제왕절개를 해도 입회한 주치의 자신이 전부 씁니다. 하루에 9인분을 쓴 일도 있습니다. 내 자신이 과로사 할 것 같았습니다. 그래서 50대는 다른 생활 방법으로 살고 싶다. 자! 그러면 너는 무엇을 할 수 있단 말인가. 이렇게 물어 와도……매월 1회씩 20년간이나 어머니 교실을 계속 해 왔습니다. 매번 같은 이야기를 해도 재미가 없으니까, 그래서 이 사람들은 어느 정도 유머를 아는 것일까 등을 고려해서, 여러 가지 '작은 이야기'를 생각해 내서 조금 다른 각도에서 볼을 던져 보곤 했습니다.

Q 다른 각도라고 하면?

A 예컨대 임신부에게 입덧이 있어서, "선생님, 왜 이런 심한 입덧이 있습니까?"라고 상담해 왔을 때, "입덧의 원인? 남편의 얼굴이지요. 그 얼굴을 보면 토할 것 같지요? 당신 때문에 나는 이렇게 되었다고. 그렇지요?" "네." 등등을 말해 봅니다. 그래서 친정에 돌아가서 남편의 얼굴을 보지 않으면 정말로 대개는 낫는 것입니다. 호르몬이 어쩌고저쩌고 그런 것은 환자는 듣고 있지 않습니다. 비非성실한 발상입니다만. (웃음)

Q 그래서 거리의 악사를 시작한 것입니까?

A 어느 모임에서 여러 가지 형태의 사람들이 모였는데, 각자 자기의

취미를 말하고 있을 때, 한 사람의 변리사가 '나는 아이도 없으며 숫자만 보아 왔습니다. 말하는 취미도 아무것도 없어요.' 라고 말했습니다. 그때 가끔 우리 집에서 셋째 집 앞에 거리의 악사 통신사가 있었기 때문에, 매년 봄이 되면 일본 프로 거리의 악사들이 모여 기술을 경진하는 대회가 토미야마 시에서 있었는데, 그것을 보러 가지 않겠느냐고 하게 되었습니다.

Q 매년입니까?

A 매년 4월 첫 번째 토요일에 하고 있습니다. 금년 4월이 51회째입니다. 그것을 계기로 1992년에 다음 해의 미토스지 퍼레이드에 나갈 생각으로 월 1회의 공부회를 시작했던 것이지요. 진톤북이나 기재 등 모두가 거의 수제품 입니다.

Q 수제라니 대단하군요.

A 그래서 '어떤 식으로 북을 칠 것인가' 라든가 공부하고 있는 가운데, '이것을 리허빌리테이션rehabilitation(사회 복귀 요법)에 쓸 수 있겠구나.' 하고 생각했던 것입니다. 좌우가 치는 법이 전혀 다르니까요.

Q 과연, 다른 곳을 치면서 같은 동작을 되풀이 하지 않으면…….

A 그래요. 결국 의학의 세계에도 음악 요법이 있지만, 그것은 의사 자신의 취미지요. 그러니까 그것과 같지요. 거리의 악사 요법이나 또

는 풍각쟁이 요법은 없지요? 거리의 악사를 하는 의사는 좀처럼 찾아
볼 수 없는 것이니까 한번 해보자고. (웃음) 자기도 즐겁고, 상대도 즐
거워해 주며 노래 있고, 춤이 있고, 전부가 좋지 않습니까?

Q 거리의 악사로 리허빌리테이션은 좀처럼 생각되지 않아요. (웃음)

A 정신적으로도 변화가 나타납니다. 특히 딱딱한 일을 하는 사람일
수록 변신變身의 욕망이 강합니다. 참가한 어느 샐러리맨은 벤케이(장
사의 이름)의 신파에 나오는 의장衣裝의 얼굴을 사진으로 가지고 와서,
의장도 메이크업도 포함해서 근사하게 변신해서 그대로 집에 가서 부
인을 놀라게 해줄 생각으로, 메이크업도 지우지 않고 차를 운전하고
돌아갔습니다. 그랬는데 성급했던 탓으로 검문에 걸려, 부인에게 전
화를 해서 경찰에 오게 했는데 부인은 '나 이런 사람 모릅니다.' 라고
했습니다. 나중에 목소리를 듣고 알기는 했지만. (웃음)

Q 일반적으로 진실하다는 말을 듣는 사람일수록 잘 **빠져들게 되는**
것이지요.

A 영어의 퍼슨person(사람)은 라틴어의 페르소나persona(가면假面)라
는 의미입니다. 모두가 자기의 인생 극장에서 자기가 주역이 되어서
여러 가지 가면을 벗었다 썼다 하면서 춤을 추고 있는 것입니다. 세무
사는 세무사의 얼굴, 집에 돌아오면 주인, 남편의 얼굴입니다. 그런데
진실한 사람은 그것이 잘되지 않아 '진정한 자기 얼굴이란?' 하고 고

민하는 것입니다. 후지산에도 봄의 후지, 여름의 후지, 아침 일출의 후지가 있지만, 어느 것이 진정한 후지산입니까? 어느 것이나 후지산 아닙니까? 어느 것이나 당신입니다. 정말이냐, 거짓말이냐 하니까 복잡하고 까다롭게 됩니다. 인간은 본래 다면체라고 생각하면 그것으로 편한 것입니다.

Q 왜 이렇게 일본인은 진실하게 된 것일까요?

A 지난번에 나도 밥을 먹으면서 생각해 보았더니 알았습니다. 이 밥이 안 된다고.

Q 식사 말입니까?

A 만약 일본인이 수렵 민족이었다면, "오늘은 좋은 포획물을 잡았다. 축제다!"라고 내일의 일은 생각지 않을 것입니다. 한편으로 농경 민족은 쌀을 만듭니다. 못자리, 모내기, 풀 뜯기, 김 메기를 합니다. '지금 착실하게, 근면하게 이렇게 열심히 하면 언젠가 좋은 날이 올 것이다. 그러니까 열심히 하자.' 이렇게 되는 것입니다. 언제나 준비지요. 고교 때는 대학 준비, 대학 때는 취직 준비, 취직하면 그 앞의 준비. 준비, 준비, 준비, 준비. 제일 마지막에는 무덤의 준비지요. 그리고 반드시 장례식 때는 무어라고 말합니까? '이제부터라고 할 때에……아깝게도 앞서 가시다니…….'

Q 현재를 중요하게 사는 것을 완전히 잊고 있어요.

A 그렇습니다. 진정으로 지금을 즐겁게 살자. 즐거운 인생이란 즐거운 일을 많이 발견한 사람의 인생이니까요. 3년 후에 돌연히 즐거운 일 같은 것이 오지 않아요. 그렇다는 것입니다. 그것을 암 환자들과 몽블랑이나 후지산에 가서, 절실하게 느꼈습니다.

후지산, 몽블랑 등산으로 암이 사라졌다

Q 후지산이나 몽블랑 등산에서 암 환자가 기적을 일으켰습니다.

A 최초의 몽블랑 등산의 10주년에 트레킹trekking을 했는데, 10년 전의 멤버에 있었던 체격이 좋은 3명의 가이드가 죽고, 암 환자는 참가한 7명 중 죽은 사람은 2명뿐이었습니다.

Q 암 환자 쪽이 많이 남았다?

A 그렇습니다. 등산은 스피리츄얼spiritual한 체험, 혼령이 떨릴 정도로 감동이 되었습니다. 나는 여기까지 올 수 있었다고 생각하니, 더욱 원기가 좋아졌습니다.

Q 그래서 또 10년 살았다?

A 예, 예. 그리고 이번에는 그 10주년으로 15명의 암 환자가 트레킹을 했습니다. 최고령은 84세였습니다. 그 후 3년 후의 후지산에는 암 환자 200명, 자원 봉사자 300명, 총 500명이 갔습니다.

Q 양쪽 다 오른 사람도 있었습니까?

A 네. 있습니다. 그리고 제일 위에 올라가서 차를 끓이거나, 떡을 구워서 먹기도 했습니다. 나는 아코디언을 치고 모두가 후지산의 노래를 불렀습니다. 여기서 부르는 것이 제일 좋습니다. 맨 처음에는 쏴쏴 하고 비가 내렸는데, 모두의 간절한 기도가 하늘에 통했던 것이지요. 도중에 개어서 저녁때는 그림자 후지, 그리고 내광來光도 볼 수 있었습니다. 참으로 행운이었습니다.

Q 일생 잊을 수 없겠지요.

A 인생은 연출입니다. 그리고 최후에는 즐거운 일밖에 생각나지 않습니다. 그것은 자기가 만들지 않으면 아무도 만들어 주지 않습니다. 후지산, 몽블랑은 하나의 심벌입니다. 당신에게 있어서의 몽블랑은 무엇입니까? 3년 후에는 무엇을 하고 싶습니까. 건강하고 장수해서 그 후에는 무엇을 한다고, 그것이 없으면 조깅을 계속하다가 건강을 위해서 죽어도 좋다든가, 뜻을 알 수 없는 사람이 나옵니다. (웃음)

Q 정말 조깅의 시조 짐 픽스Jim Fixx씨가 52세에 죽은 것은, 나도 놀

랐습니다.

A 그렇습니다. 16년인가 17년째에 나동그라져 죽었습니다.

Q 미국의 모든 사람들이 견본으로 동경했던 사람입니다. 죽은 이유는 심근 경색이었지요, 그것을 막기 위해서 했던 것인데요.

A 그러니까 그런 의미로서는, 그 사람은 정말로 여러분의 견본은 되었지만, 모범은 되지 못했습니다.

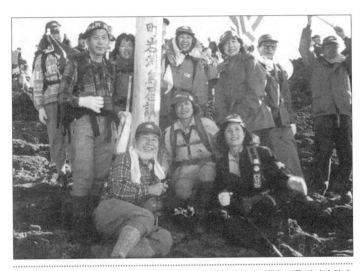

사진 11. 미일 합동 암 극복 후지산 등정 모습. 등정을 마친 환자의 얼굴은 모두 밝기만 하다 (앞줄 중앙이 저자인 노보리 박사).

즐겁게 살면 수명이 연장된다

Q 병에 걸린 사람도 의욕적으로 즐겁게 살면 결국 수명이 연장되는 것이지요?

A 네. 예상을 초월해서 사는 사람이 많이 나옵니다. 2003년 4월에 열린 제1회 '천백 인 집회'에 참가한 한 사람인데, 검사만 해보려고 갔는데, 전신에 전이되어 있는 전립선암이라고 진단받았습니다. 의사로부터 '아무것도 할 수 있는 것은 없습니다.……앞으로 3개월입니다.'라는 말을 들었습니다. 머리가 하얗게 질려서 어떻게 돌아왔는지 알 수 없지만, 공원의 벤치에서 신문지로 얼굴을 감싸고 크게 울었습니다. 그렇지만 주위를 힐끔 둘러보다가 생각이 났습니다. 새도 이렇게 울고 있지만, 언젠가는 죽는다. 아기를 어르고 있는 할머니가 있지만, 이 사람도 언젠가는 죽는다. 누구나 종말이 온다는 것이지요.

Q 그것은 깨달았음에 틀림없습니다.

A 그래서 그대로 회사로 돌아가서 즉시 회의를 소집해서 후계자를 물었으나, 아무도 손을 들지 않았습니다. 그래서 필사적으로 2개월 동안에 회사를 남에게 넘겼습니다. 그 뒤는 사진을 찍고 장의사를 불러 자기 자신의 장례식 채비를 했던 것입니다.

Q 그리고 나서는 어떻게 지냈다는 것입니까?

A 그때부터 라이프스타일을 바꾸어서 규칙 바른 생활을 하고, 식사도 현미 채식을 했습니다. 그리고 나머지는 덤으로 사는 인생이라고 생각하고, 지금까지 가 본 적이 없는 하와이에 가는 등 즐거운 일을 잔뜩 했습니다. 그랬더니 6년 만에 암이 전부 사라졌습니다.

Q 그것은 대단한 일이군요. 지금 여기에 있는 사진을 보니, 진단받았을 때의 사진과 인생을 즐기기 시작한 때와는 표정이 마치 다른 사람입니다.

A 마음가짐이 어떻게 중요한가를 말한다면, 작년에 나온 『당신이 바뀌는 입버릇의 마술』이라는 책이 있습니다. 저자인 이학박사理學搏士 사토 도미오는 의학을 공부해서 의학박사 학위도 땄습니다. 다른 각도에서 의학을 보기 때문에, 처음부터 의과대학에 와서 공부한 사람과는 조금 다른 각도로 보는 법이 정립됩니다. 자율 신경의 특징인데 예를 들어, 매실을 보면 침이 나옵니다. 또 보지 않아도 이미지 하면

나옵니다. 그러니까 자율 신경은 생각한대로 되는 것입니다.

Q 마음이 신체에 작용한다.……

A 그러므로 살이 찐 사람이 식사 때에 의식하지 않고 말하고 있는 공통의 입버릇이 있습니다. 식사의 마지막에는 반드시, "이것을 먹었으니 살이 찌겠지."라고 말합니다. 그것을 몸이 듣고 있으므로 바라는 대로 되는 것입니다. "인생은 생각대로 되지 않지, 그렇지."라고 말하고 있는 사람은 보기 좋게 그렇게 되지 않습니다. '고마워요.'를 많이 말하고 있는 사람은 감사로 충만한 인생이 됩니다. 입버릇이 자율 신경에 작용해서 거기서 즐거운 이미지를 만듦으로 현실이 바뀌어 갑니다. 이것은 올림픽의 이미지 요법療法의 원리입니다. 그러므로 병의 치료도 오로지 같은 것입니다. 병이 났으면, 병으로부터 무언가를 배워야 하겠다는 자세. 그것을 사는 보람의 반대로 '아픈 보람'이라고 합니다. 아픈 보람을 찾아야 합니다. (웃음)

Q 아픈 보람입니까? 마이너스뿐만은 아닙니다, 그려.

A 어떤 것에도 의미가 있습니다. 암은 당신의 아들이 준 것과 같습니다. "너 같은 놈을 집 안에 둘 수 없다. 나가 버려라."고 하면, 저쪽에서도 칼을 들고 나와 휘둘러서 양쪽 다 상처를 입게 됩니다. "아니, 너의 변명도 들어 보지 않고 잘못되었다. 나도 바꾸어 생각할 테니 너도 접어라."고 한다면, 타협이 이루어질 것입니다. 그런 사람이 많이

있을 것입니다. 그래서 몽블랑까지, 후지산까지 갈 수 있었던 것입니다. 그런 일이 될 수 있다면 암이라고 해도, 될 수 있을 것입니다. 최종적으로는 마음이 바뀝니다.

Q 몇 살부터라도 인생은 바꿀 수 있습니까?

A 김씨金氏, 은씨銀氏는 100세 때부터 바뀌었지요. 노화老化도 암화癌化도 아주 같은 코스니까요. 활성 산소가 세포에 작용하면 노화, 세포의 핵에 작용하면 암화입니다. 그것을 해치워 주는 것이 항산화 물질이라고 해서, 비타민 C라든가 비타민 E지요. 활성 산소를 항산화 물질이 해치우는 것입니다. '항복이냐? 항복, 항복해라, 항복해.' 라고 말하고 있습니다. (웃음) 그렇지만 그것은 마음에 따라서 면역력이 굉장히 바뀝니다. 그것이 '병은 마음에서'라는 것입니다. 건강도 마음에서입니다.

그러므로 빙산이 파도 위에 나와 있는 부분을 암이라고 하면, 위를 잘라 내도, 그 밑의 원인이 바뀌지 않는 한 또 생기는 것은 당연한 것입니다.

Q 또 떠오르니까요. 생활 습관으로 생긴 병이니까요.

A 그렇습니다. 그 원인은 우선 위의 3분의 1은 라이프스타일입니다. 예를 들면 어떤 일이 암에 걸리기 쉬운가. 보험회사가 보험료를 개정하기 위해서 50만 명을 53가지의 직종으로 나누어서 조사했습니다. 보통의 암 사망을 1로 하면 2.6배는 매스컴 관계였습니다. 매스컴이 첫 번째, 두 번째가 택시 운전사, 세 번째가 은행·증권업, 네 번째가 관리직. 즉 자기 시계로 움직이는가, 남의 시계로 움직임을 당하고 있

는가입니다. '당신이 안하면 누가 하나?'라는 포스터가 있지 않습니까? 그것이 아니라 '누군가 한다.'라고 생각하는 사람은 건강합니다. '회사의 손이 되고 발이 되고 최후에는 목이 잘린다.', '몸이 가루가 되도록 일했더니 날려 버렸다.'라고 하는 것도 있습니다. 라이프스타일의 다음이 식食인데 건강식품에 기대해서도 안 됩니다. 모두의 몸속은 독 만두만 먹어서 새까맣게 되어 있으니까 내보내는 것이 먼저입니다. 우선 액체로 내보냅니다. 그러려면 물을 많이 마셔 주어야 합니다. 그때, 고맙다고 말하면서 마십니다.

Q 그리고 오줌이나 땀으로 내보내야지요?

A 고체로 내보내는 데는 현미 채식입니다. 이 두 가지는 내보내는 힘이 굉장히 강합니다. 호흡도 연속해서 토해 내지요. 연속해서 토해 내는 것이 웃는 것과 노래하는 것입니다. 이것은 모두 복식 호흡으로, 우는 것도 좋은 것입니다.

Q 웃음의 반대인 것 같은데 좋습니까?

A 우십시오, 웃으십시오.

Q 형제입니다, 그려.

A 그렇습니다. 눈물 속에 스트레스 호르몬이 전부 나옵니다. 그것은 도쿄 여자 의과대학에서 증명되었습니다. '내보낸다'가 키워드입니

다. 출입구라고 하는 것과 같이 내보낸 후에 좋은 것을 넣는 것이 순서입니다. 그것을 하지 않고 새까만 것 속에 약간의 해독제를 넣어도 소용이 없습니다.

Q 서양 의학의 선생들 중에도 환자의 라이프스타일에 크게 비중에 두는 분들이 늘어나고 있습니다.

A 조금씩 인정하게 된 것 같습니다. 아직도 인정하지 않는 사람이 많이 있습니다만 식의食醫는 황제의 의사 중에서 제일 위입니다. 그러므로 이런 이야기가 있습니다. 황제가 편작에게, "너희들 3형제 중에서 누가 제일 명의냐?"라고 물었습니다. 그랬더니 편작은, "제일 위의 형은 모두에게 '이런 생활을 하고 있으면 병에 걸리니까'라고 예방 의학으로서의 양생養生, 즉 '미병未病을 고친다'는 것을 가르치고 있으므로 전연 유명하지 않습니다. 가운데 형은, 감기에 걸린 것을 이대로 놓아두면 폐렴이 된다고, 병이 가벼울 때 고치므로 이것 또한 유명하지 않습니다. 나는 독약毒藥, 메스(삼능침) 할 것 없이 모든 수단을 써서, 죽음에 이른 사람을 살리므로, 세간에서는 제일 유명합니다."라고 말했던 것입니다. 이것이 세간에서 말하는 명의名醫의 정체입니다. (웃음)

Q 최근에는 환자의 의식도 높아져서 침구鍼灸나 지압 등도 다시 보기 시작했습니다.

A 그렇습니다. 미국에서는 2000년 이후, 미국의 1년간의 암 센터의 예산을 넘을 정도로, 모두가 대체 의료에 돈을 지불하고 있습니다. 그리고 허브는 어떻습니까, 이것은 어떻습니까, 저것은 어떻습니까, 하고 대체 의료에 대해서 물어도 대답을 하지 못하는 의사에게는 가지 않는다고까지 말하고 있습니다.

Q 학력이 있는 사람일수록 대체 의료를 하고 있다고 합니다.
A 에에. 그러니까 서양 의학을 제일 믿지 않는 것은 의사 자신이지요. (웃음)

Q 그렇습니다. 나의 동료들 중에도 약을 끊었더니 나았다는 사람이 많이 있습니다.
A 젊은 의사에게 말한답니다. 너희들 고치지 않아도 좋지만 악화시키지는 말라고. (웃음)

Q 지금 아보 도오루 선생이 도쿄에서 이야기하면, 우르르 사람들이 몰려옵니다.
A 그래, 그래요. 자기 안에 전부 낫는 힘이 들어 있으니까 그것을 끌어내는 것입니다. 의사는 방해하면 안 뇝니다. '작은 친절 큰 보살핌'이 퍼지고 있는 것입니다. 그리고 라이프스타일, 식사 때 그 아래서 받치고 있는 것이 마음, 마음가짐의 방법입니다. 위의 두 가지가 약간 좋

지 않더라도 마음이 최종적으로는 제일 중요한 것입니다. 암 검진 어떻게 되었습니까? 당신 암에 걸렸습니다는 말을 들으면 얼굴이 창백하게 됩니다. 먼저와 무엇이, 몸이 변했단 말입니까? 몸은 같습니다. 그렇지요.

Q 마음이 깜짝 놀라서 어떻게 할 바를 모른다는 것이지요.

A 마음이 병든 것입니다. 그러니까 작년에 오사카의 환자가 말했습니다. '어떤 약보다도 타이거즈가 우승한 것이 제일 잘 들었다.' 고. (웃음) 최종적으로는 그런 것입니다. 거기서 불쑥 생각난 것이 수년 전부터 WHO가 스피리츄얼이라고 하는 것을 건강의 정의에 넣었던 것입니다. 육체적, 정신적, 사회적 스피리츄얼spiritual한 건강, 영적 건강이란 무슨 뜻? 후생 노동성이 번역하지 못하는 것입니다.

Q 번역은 어렵습니다.

A 인간은 한가운데에 스피리트spirit, 혼이 있지요. 외측에 마인드mind, 마음이 있습니다. 제일 외측에 보디body가 있습니다. 보디, 즉 '몸'을 옛날에는 '공타空陀'라고 썼던 것입니다. 또는 혼이 없다고도 했던 것입니다.

Q 고다마의 공空 다마?

A 흙을 반죽해서 인형을 만들어, 코에 생명의 숨을 불어넣어, 인간

을 만들었습니다. 그리고 몸을 수리하고 있는 것이 서양 의학, 수리가 되지 않으면 장기를 떼어서 바꿉니다. 이것이 의학의 진보라고 칭하는 놈입니다. 그렇지만 마음이 바뀌면 인간이 바뀝니다. 무언가 좋은 말은 없는가, 하고 여러 가지로 찾아보면, 이 후지산, 몽블랑 등산과 같은 혼이 부르르 떨릴 정도의 감동이 솟구칩니다. 그것이 스피리츄얼입니다. 무리해서 번역하지 않아도 좋습니다.

Q 감동, 정말 그것이 딱 들어맞습니다. 스피리츄얼은 신이나 영 같은 것과 연결시키지 않아도 좋을 것입니다.

A 혼이 부르르 떨릴 정도의 감동, 그런 체험이 몸을 전부 지배합니다. 마음을 바꾸면 몸은 바뀝니다.

죽음은
최대의 교육자

Q 죽음과 직면하는 암 환자에게 '웃음'의 중요성을 말하는 선생은 별로 없습니다.

A 본래는 지금부터 세상을 떠나는 일[辭世]에 대한 글을 생각해 두지 않으면 안 됩니다. 우리들 세대는 쭉 그렇게 해 왔습니다. 그런데 최근에는 그런 것은 연기緣起도 아니라고 해서.

Q 우리는 항상 생사의 틈바구니에 있는데.

A 네. 죽음은 최대의 교육이니까요. 그러므로 인간에게 있어서 최대의 형벌은 죽지 않는 것입니다. 끝이 있으니까 좋은 것입니다. 이 인터뷰도 내일 아침까지 한다고 하면 누구나 달아납니다. 한 시간 반이라면 어쩔 수 없으니까 해볼까, 하는 것이지요. (웃음) 불꽃놀이도 꺼

지니까 좋은 것이지요. 불꽃이 꺼지지 않으면 어떻게 됩니까? 목이 아프다, 어떻게 해보라고 할 것입니다. 그러므로 마지막이 있으니까, 끝이 있으니까 좋다는 것을 전제로 하면, 자 어떻게 살 것인가가 될 것입니다.

Q 선생은 좋은 설교를 하십니다.

A 그리고 최후는 즐거운 일만은 잊지 않는다는 것입니다. 알츠하이머도 치매도 즐거웠던 일은 잘 기억하고 있습니다. 그 즐거운 일은 남이 만들어 주지 않습니다. 자기가 즐거운 추억을 가득히 만들지 않으면? 그것을 암 환자들과 함께 몽블랑이나 후지산에 등산했을 때 깨달았습니다. 그렇지만 그 사람들은 시한時限. time limit을 분명히 고지告知받은 거와 같은 것이었습니다.

Q 그렇게 생각하면 암에 걸려서 죽음에 직면하는 것은, 적극적으로 사는 찬스입니다.

A 그렇습니다. 남겨진 시간을 어떻게 살 것인가를 생각할 때, 이 세상에서 제일의 스트레스는 무엇인가 하면, 그것은 역시 인간관계입니다. 남겨진 적은 귀중한 자기의 시간. 자기 주위의 사람들과 어떻게 지내면 좋은가. 이런 식으로 생각하면, 답은 아주 간단합니다.

Q 어떻게 하면 됩니까?

A 자기 주위에 있는 사람을 둘로 나누는 것입니다. 인간은 몸에 좋은 사람과 나쁜 사람의 어느 한쪽밖에 없습니다. 몸에 나쁜 사람은 함께 있으면 피곤한 사람, 몸에 좋은 사람은 함께 있으면 원기가 생기는 사람. 남겨진 시간이 앞으로 얼마 되지 않는다는 것을 알았을 때, 몸에 나쁜 사람과 사귀고, 행동을 같이 하고 싶다고 생각합니까? 가능한 한 몸에 좋은 사람과 즐거운 추억을 많이 만드는 일, 이것밖에 없습니다.

Q 자기 몸에 좋은 사람과 함께?

A 최근 미식가美食家. gourmet가 유행하고 있습니다만, 이 레스토랑이나 저 음식점이 맛이 좋다, 그런 것을 말하고 있는 사람은 또 미식가 중에서 아주 아래의 수준입니다. 맛은 '누구와 먹는가', '누구와 마시는가'로 결정됩니다. 아무리 진수성찬을 가지고 와도 상대가 나쁘면 숙취가 심할 뿐이니까요. (웃음) '도미 요리도 혼자는 맛이 없다'고 하는데, 결국 그렇게 되는 것입니다.

Q 그렇습니다. 너무 시리어스serious가 되어 버리지 않게 몸에 좋은 사람과 즐겁게 지낸다. 세상은 되는 대로 된다는 마음이 중요합니다.

A 되는 대로 된다. 그대로입니다. 즐거운 일이 제일. 죽을 때까지 사는 것은 틀림없는 일이니까.

역자 후기

이 지상의 동물 중에서 인간만이 웃을 수 있다고 한다. 이것은 인간에게 웃음이 얼마나 중요한 것인가를 알 수 있게 한다. 뿐만 아니라 웃음에는 에너지와 파장波長이 들어 있다고 한다. 이것을 전제로 웃음의 영양소를 발굴하고, 웃음의 의학적 효용을 밝히는 데 일조를 했으면 하는 것이 역자의 일차적 바람이었다.

이 책의 저자 노보리 미키오 박사는 일본의 마취과 및 산부인과 전문의로서 오사카 시에서 산부인과 진료를 하고 있다. 한편 '일본 웃음학회' 부회장으로서 웃음과 건강의 분야를 담당하고 있으며 특히 웃음의 의학적 효용에 대해서 연구하고 있다.

역자가 저자와 인연을 갖게 된 것은 2006년 '일본 전국 건강 마을 21 네트' 창립 집회에 한국 대표로 초빙되어 축사를 한 것이 계기가 되었다. 당시 이 창립 집회에는 일본 국내의 많은 저명인사들이 참가했는데 그 중에는 세계적인 면역학자 아보 도오루 박사와도 함께 합류하게 되었다. 저녁 간친회 파티에서 마침 동석하게 된 아보 교수로부터 노보리 박사를 소개받게 되었고 이것이 계기가 되어 오늘 이 『하하하 웃음 건강법』을 한국어로 번역하게 되었다. 아보 교수는, 그의 역저 『면역 혁명』 등 여러 권이 우리말로 번역 출간되었기 때문에 이미

지면知面이 있는 분도 있을 것이다.

저자 노보리 박사는 오래전부터 많은 그의 역저를 통하여 알고 있었는데, 이번에 한역한 본서는, 웃음의 본질에서부터 시작하여 웃음의 실용성, 의학적 효용에 이르기까지 대중적이면서도 심도 있게 연착軟着할 수 있는 전개로 가히 웃음의 미학美學의 경지에까지 진입했다고 할 수 있다. 뿐만 아니라 그가 웃음학에 접근하게 된 동기를 들어보면 남다른 생각을 갖게 한다.

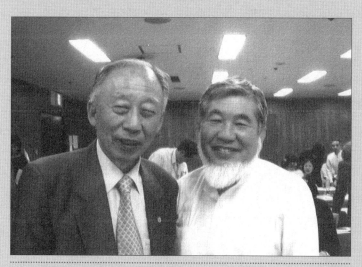

사진 11. 오른쪽부터 이 책을 지은 노보리 미키오 박사와 옮긴이 배성권 회장.

그가 고교 졸업 30주년 동창회에 참석했을 때, 동기생 200명 중 8명이 유명을 달리하고 있었는데, 그 중의 4명이 의사라는 사실에 쇼크를 받아 50세부터는 라이프스타일을 바꾸어야겠다고 결심을 한다. 그리고 세계 최초로 말기 암에서 생환한 환자 100여 명이 모여, 천이백 명의 암 환자에게 그 체험담을 전수하는 '제1회 천백 인 집회'에 참여하여 눈부신 활동을 한다. 아울러 바쁜 임상의 자리를 지키면서 '심야 방송' 프로에 출연하거나 TV 프로에서 활약하며, 의학 전문지에 연구 논문을 발표하고 인터뷰에 자리하는 등 자리自利, 이타利他의 길을 가고 있다.

불치에 가까운 난치병을 웃음으로써 고친 이 책을 번역하고 나니 미국의 저명한 의료 저널리스트요 평화 운동, 핵무기 폐기 운동, 환경 오염 반대 운동자인 캘리포니아 의과대학 노만 커즌스Norman Cousins 교수의 투병 체험기 『웃음과 치유력』을 생각하게 된다.

이 책에는 인간의 자연 치유력의 놀라운 가능성을 취재하여 웃음과 유머, 삶의 의욕이 기적을 일으키는 것을 예증하고 창조력과 장수, 플라세보placebo가 주는 통증에 대한 효과 등, 마음과 몸의 미묘한 관계에 착안하여 전인 의료全人醫療로서의 본연의 자세를 묻는 역할도

한다. 이 책은 일명 『죽음의 심연에서의 생환』이라는 서명으로 간행
된 바 있다. 특히 이 책의 후미에 수록된, 프랑스 출생의 미국의 미생
물학자요 실험 병리학자로서, 뉴욕의 록펠러 의과대학 명예 교수인
르네 뒤보스Rene Dubos 박사의 기고 「인간의 치유력」은 커즌스의 본
문과 함께 오래 빛을 발할 것이다.

바라건대 노보리 박사의 이 저서가 웃음과 생활 습관, 난치병 치유
에 길잡이가 되고 건강 증진의 견인차가 되어, 의학 지식의 향상에 도
움이 되어서 일차적으로 밝은 사회를 이룩하는 데 대승적인 일조가
되기를 염원하여 마지않는다.